Steve Speirs

Die Push-up-Challenge

*Für meine Frau Ally, in Dankbarkeit für ihre
uneingeschränkte Unterstützung, ihren
Glauben an mich und ihre stete Aufmunterung.
Auch meinen Eltern sei an dieser Stelle dafür
gedankt, dass sie immer für mich da sind.*

Diolch

STEVE SPEIRS

DIE PUSH-UP CHALLENGE

In 7 Wochen zu 100 Liegestützen

riva

Bibliografische Information der Deutschen Nationalbibliothek:
Die Deutsche Nationalbibliothek verzeichnet diese Publikation in der Deutschen
Nationalbibliografie; detaillierte bibliografische Daten sind im Internet über http://d-nb.de abrufbar.

Wichtiger Hinweis

Dieses Buch ist zu Informationszwecken geschrieben und veröffentlicht
worden. Es kann ärztlichen Rat nicht ersetzen. Daher dürfen
Informationen aus diesem Buch auch nicht als Ersatz von medizinischen
Ratschlägen angesehen werden. Autor und Verlag geben hier lediglich
Informationen an Sie weiter, die Anwendung dieses Wissens erfolgt
auf eigene Gefahr. Bevor Sie mit einem dieser Trainingsprogramme
beginnen, sollten Sie sich unbedingt einem Gesundheitstest unterziehen.
Erst dann können Sie die Informationen in diesem Buch für Ihr
sportliches Training einsetzen.

Für Fragen und Anregungen:

info@rivaverlag.de

1. Auflage 2018
© 2013 by riva Verlag, ein Imprint der Münchner Verlagsgruppe GmbH
Nymphenburger Straße 86
D-80636 München
Tel.: 089 651285-0
Fax: 089 652096

Die amerikanische Originalausgabe erschien 2009 bei Ulysses Press,
Berkeley, USA, unter dem Titel *7 Weeks to 100 Push-Ups*. Text Copyright
© 2009 Steve Speirs, Konzept und Gestaltung Copyright © 2009 Ulysses
Press, Abbildungen Copyright © 2009 Andy Mogg. All rights reserved.

© Copyright der deutschen Ausgabe 2013 by riva Verlag. Dies ist eine
Neuauflage des 2013 erschienen Titels *In 7 Wochen zu 100 Liegestützen*.

Übersetzung: Marion Pyrlik
Redaktion: Birgit Dauenhauer
Umschlaggestaltung: Marc-Torben Fischer
Umschlagabbildung: © Shutterstock.com/Rocksweeper
Abbildungen Innenteil: © Andy Mogg
Models: Micha Borodaev, Lily Chou, Lauren Harrison,
    Wellington Onyenwe
Satz: Daniel Förster
Druck: Florjancic Tisk d.o.o., Slowenien
Printed in the EU

ISBN Print 978-3-7423-0474-2
ISBN E-Book (PDF) 978-3-95971-743-4
ISBN E-Book (EPUB, Mobi) 978-3-95971-742-7

Weitere Informationen zum Verlag finden Sie unter

www.rivaverlag.de

Beachten Sie auch unsere weiteren Verlage unter www.m-vg.de

INHALT

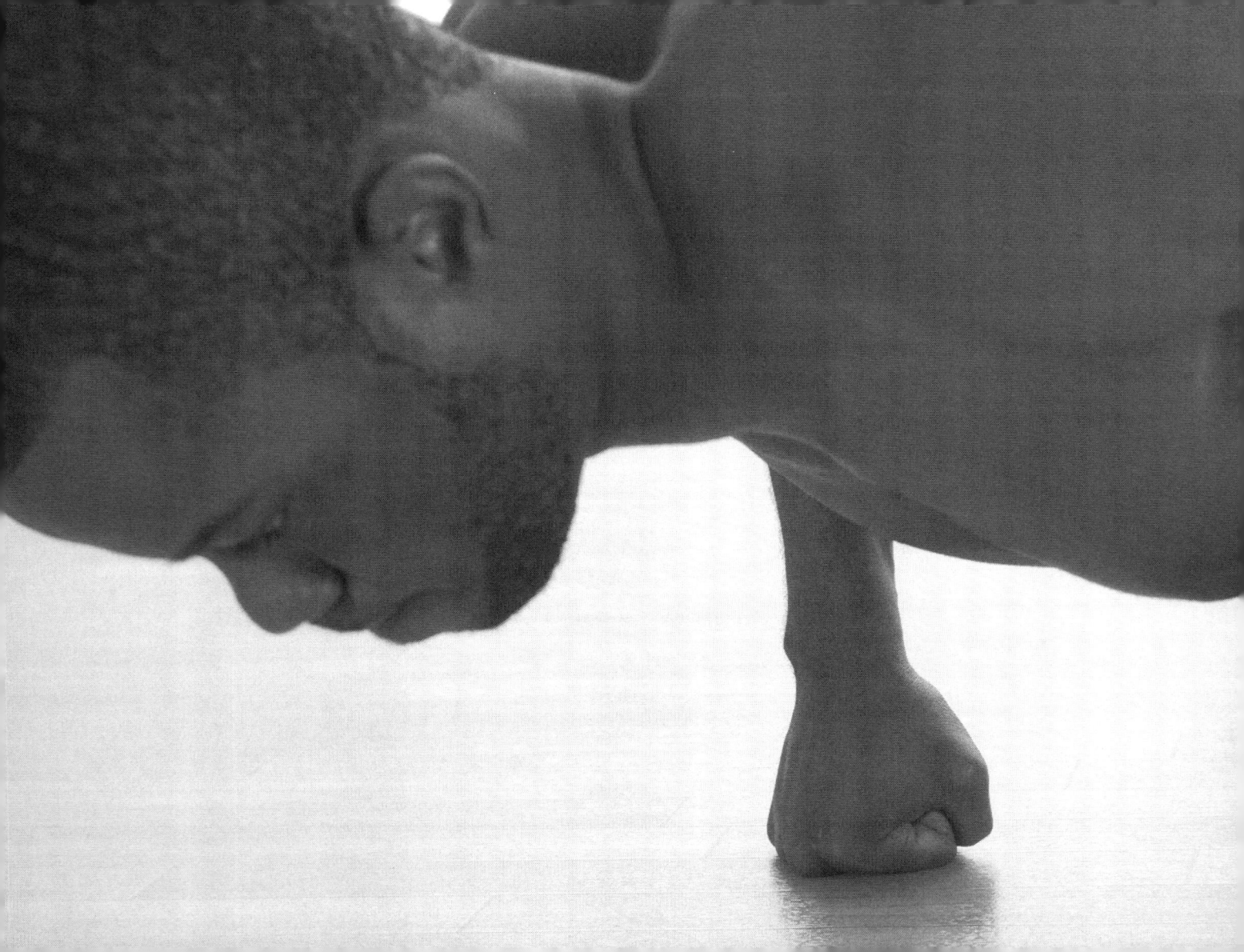

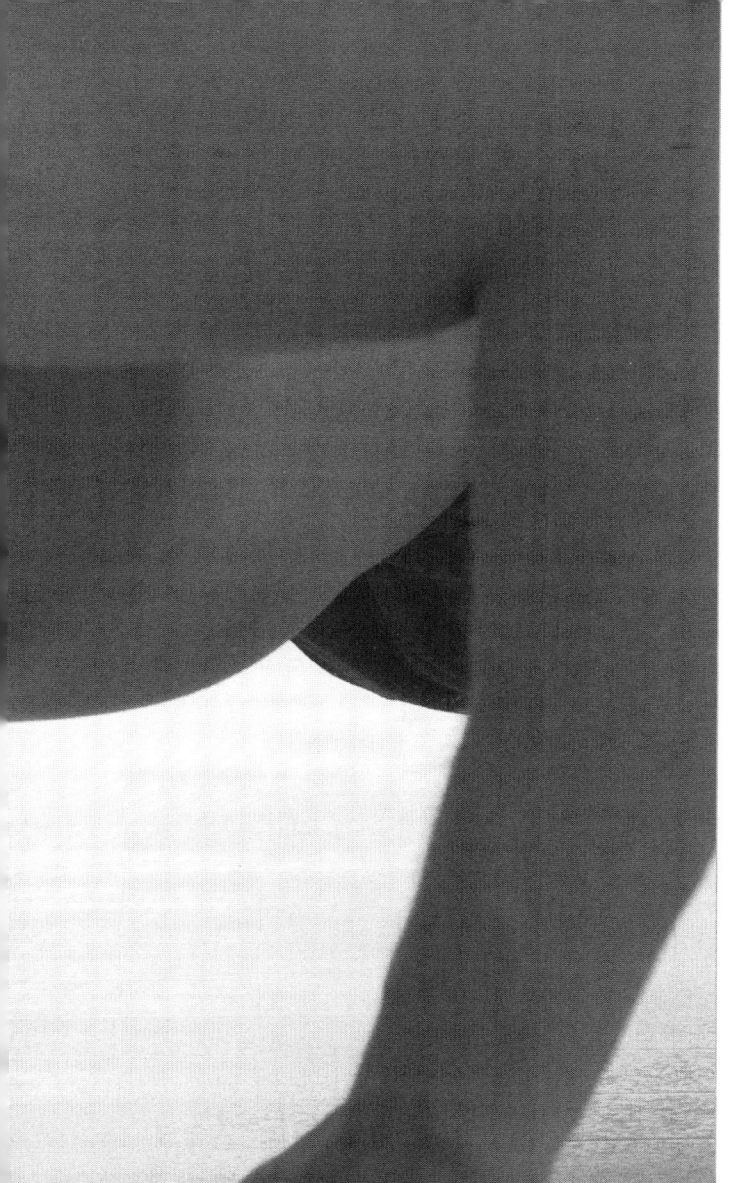

TEIL 1:
ÜBERBLICK

Einleitung

Heutzutage ist es gar nicht so leicht, in Form zu bleiben. Die Arbeitswelt wird immer anspruchsvoller, unsere Arbeitszeit immer länger, auch Familie und Freunde nehmen mehr und mehr Zeit in Anspruch. Und doch hat ein Tag nur 24 Stunden. All diesen Widrigkeiten zum Trotz wollen wir einen perfekten Körper haben. Wie geht das?

Sich fit zu halten, muss weder besonders zeitintensiv noch lästig sein. Alles, was Sie brauchen, um gesund und in guter Form zu bleiben, steht Ihnen nämlich bereits zur Verfügung: Ihr eigener Körper. Noch mehr gute Nachrichten: Sie brauchen weder Ihre Arbeitszeit zu reduzieren, noch müssen Sie kostbare Zeit mit der Familie oder mit Freunden aufgeben. Denn: Der Push-up (Liegestütz) ist eine der einfachsten, aber gleichzeitig effektivsten Übungen, die es gibt, und jeder – vom Jugendlichen bis zum älteren Menschen – kann davon profitieren, wenn man ihn regelmäßig ausführt.

Die Push-up-Challenge ist ein einfach nachvollziehbarer Trainingsplan, der es Ihnen in nur sieben Wochen Schritt für Schritt ermöglicht, von Ihrem derzeitigen Leistungsstand hin zu 100 Liegestützen in Folge zu kommen. Das Beste an der Challenge ist die Einfachheit. Die Trainingseinheiten sind leicht zu verstehen und Sie brauchen keine Geräte dazu. Push-ups können Sie an jedem x-beliebigen Ort ausführen und müssen dafür nicht in ein teures Fitnessstudio gehen.

Der klassische Liegestütz ist eine uralte Übung und hat sich stets behauptet. Er ist vielleicht die einzige und effektivste Übung, die gleichzeitig Brust, Arme, Deltamuskeln, unteren Rücken, Bauch und Gesäß kräftigt. Das bedeutet: Um den Körper abzusenken und wieder anzuheben, wird dieselbe Kraft aufgewendet. Durch diese kontrollierte Bewegung arbeiten verschiedene Muskelgruppen zusammen, und zwar durch drei Arten des Kraftwiderstands: konzentrisch, exzentrisch und isometrisch.

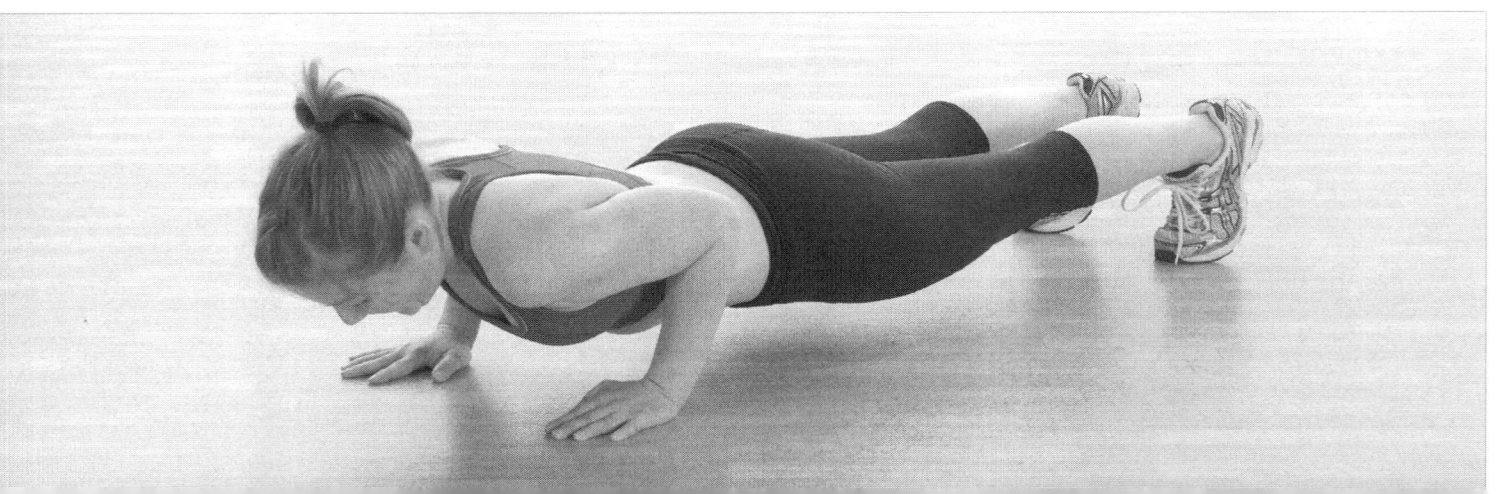

Gleichzeitig sind die Vorzüge des Liegestützes vielfältig: Liegestütze verbessern die Kraftausdauer im Oberkörper, kräftigen Muskeln und Knochen und entwickeln eine magere Muskelmasse, die den Stoffwechsel ankurbelt – selbstverständlich halten Liegestütze fit und gesund. Auch wenn Sie nur daran interessiert sind, Ihre Brust-, Arm- und Schultermuskulatur zu formen, ist dieser Plan der richtige für Sie. Glauben Sie mir, es gibt weitaus schlechtere Methoden. Zusätzlich garantiere ich Ihnen, dass Sie überrascht sein werden, wie schnell Sie Ihre Rumpfstabilität verbessern.

Ich selbst bin ein zwar in die Jahre gekommener, aber immer noch leistungsorientierter Läufer. Leider muss ich zugeben, dass ich meine Oberkörperkraft in der Vergangenheit ein bisschen vernachlässigt habe und mir erst in jüngster Zeit die Wichtigkeit von Muskelkraft und Muskelausdauer im Oberkörper bewusst geworden ist. So begab ich mich schließlich auf die Suche nach einem leicht nachzuvollziehenden und gleichzeitig herausfordernden Trainingsprogramm.

Die Lösung, die ich sehr schnell fand, war der gute, alte Liegestütz, eine klassische, allumfassende Übung, die Kraftausdauer in Brust, Schultern und Armen entwickelt. Meine logische Schlussfolgerung war folgende: Wenn ich mehr Kraft im Oberkörper aufbaue, würde mir diese helfen, meine Leistung als Läufer weiter zu steigern. Meine neu entwickelte Ganzkörperkraft sollte mir vor allem beim Zielsprint zugutekommen. Speziell die Tatsache, dass

Liegestütze so einfach sind und quasi überall ohne Geräte durchgeführt werden können, hat mir an meinem Plan besonders gut gefallen. Ich nahm mir viel Zeit, um mir bereits diverse existierende Trainingspläne anzuschauen, aber wie schon gesagt – es hat mich nichts überzeugt.

Ein Erwachsener verliert pro Jahr etwa zwei Prozent an Muskelmasse, im Lauf eines Lebens können dies sogar bis zu 50 Prozent sein. Der Verlust an Muskelmasse führt zu einem Kraftverlust, einer erhöhten Anfälligkeit für Verletzungen und einer Erhöhung des Körperfetts. Wer allerdings regelmäßig seine Muskulatur trainiert, der vergrößert seinen Muskelquerschnitt und wirkt durch Kraftaufbau einem Verlust an Muskelmasse entgegen. Es ist in vielen Fällen sogar bewiesen, dass Krafttraining selbst in höherem Alter den Verlust an Muskelmasse und den Schwund an Knochendichte hemmt.

Der erste Schritt ist ja bekanntlich der schwerste. Daher finden Sie in diesem Buch nicht nur Trainingsprogramme für jedes Leistungsniveau, sondern auch einfache Aufwärm- und Dehnübungen. Des Weiteren bekommen Sie Tipps zur Motivation und lernen verschiedene Liegestütztechniken ebenso kennen wie alternative Varianten.

Sie haben immer noch Zweifel, dass dieses Programm das richtige für Sie ist? Dann lesen Sie doch die Erfahrungsberichte von Trainierenden, die dieses Trainingsprogramm durchgeführt haben und hier beschreiben, wie sich ein regelmäßiges Krafttrainingssystem auf ihr Leben ausgewirkt hat.

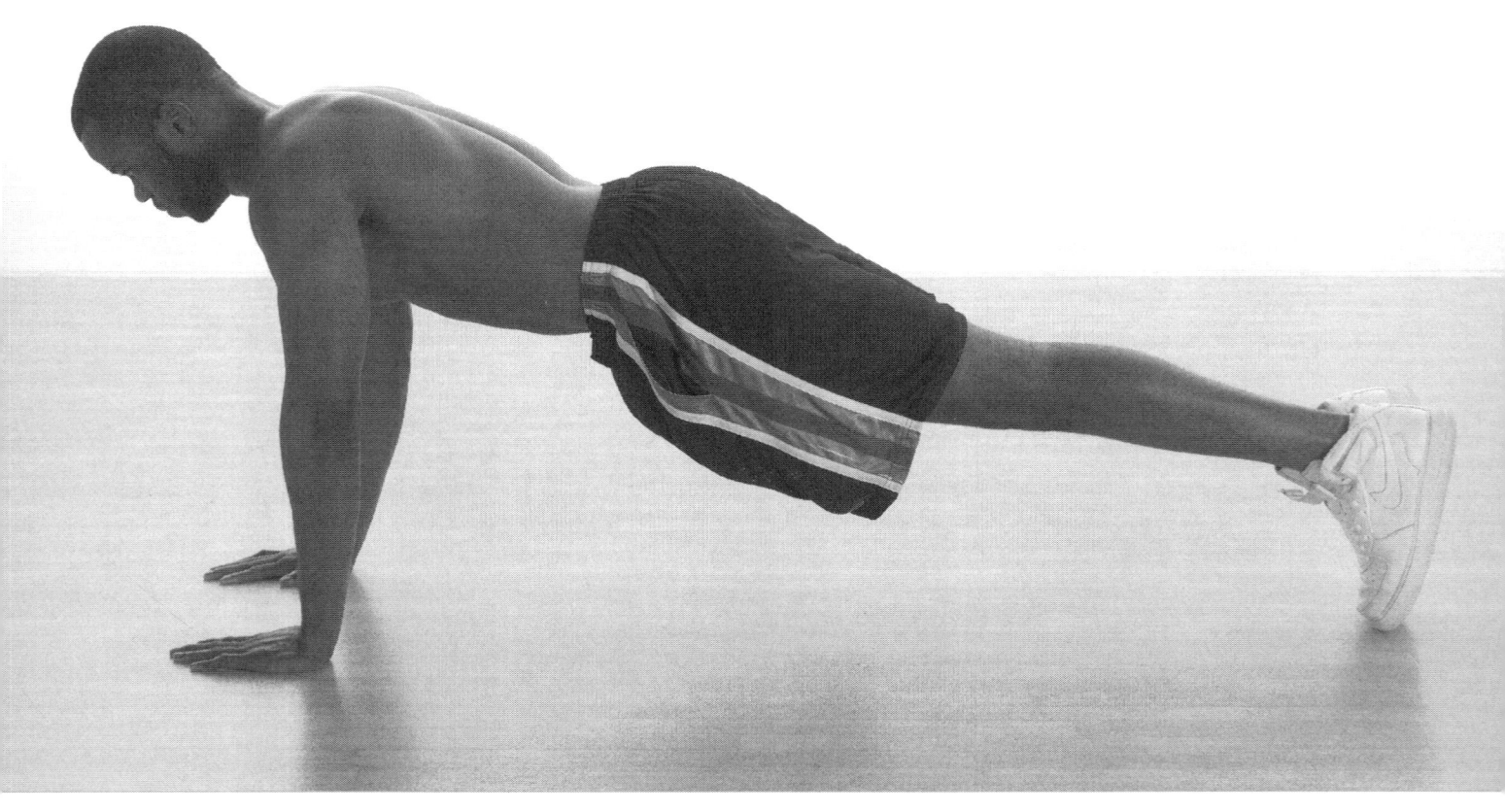

Über dieses Buch

Fitnessziele können nicht ohne Disziplin und Anstrengung erreicht werden. Dieses Buch macht es Ihnen aber relativ leicht, sich zu motivieren und durch zielgerichtetes Training ein neues Selbst zu entwickeln. Beginnen Sie mit dem Einstiegstest, der Ihr sportliches Niveau ermittelt, und dann folgen Sie ganz einfach dem siebenwöchigen Trainingsplan. Hunderte von Menschen wie Sie haben diesen Plan bereits durchgeführt und waren begeistert von den Ergebnissen. Alles, was Sie brauchen, ist Entschlossenheit, ein eiserner Wille zum Erfolg und jede Woche ein kleines bisschen Zeit.

Dieses Buch enthält vier Hauptteile, jeder davon hat ein bestimmtes Ziel.

Im **ERSTEN TEIL** wird das siebenwöchige Trainingsprogramm vorgestellt und die Ausführung eines perfekten Liegestützes definiert. Außerdem wird begründet, warum der Liegestütz eine fantastische Übung ist und welche Vorteile es hat, einem strukturierten Trainingsprogramm zu folgen. Des Weiteren lesen Sie in diesem Teil Erfahrungsberichte von Menschen, die bereits erfolgreich 100 Push-ups in Folge geschafft haben. Sie finden eine Liste häufig gestellter Fragen und schließlich Tipps, was Sie vor Beginn des Trainings beachten sollten.

Im **ZWEITEN TEIL** sind sechs verschiedene Trainingspläne enthalten: zwei Zehn-Wochen-Programme für Einsteiger, zwei Sieben-Wochen-Programme für Fortgeschrittene und zwei Sieben-Wochen-Programme für erfahrene Sportler. Dieser Teil enthält ebenso einen Plan, mit dem Sie ganz einfach Ihre neu gewonnene Kraft erhalten können.

Im **DRITTEN TEIL** werden zahlreiche Push-up-Varianten für diejenigen vorgestellt, die den klassischen Liegestütz bereits beherrschen und jetzt noch mehr Herausforderung suchen

Im **ANHANG** finden Sie ein Tagebuch, in dem Sie Ihren Trainingsfortschritt festhalten können, ein Vorprogramm für diejenigen, die noch nicht fit für das Sieben-Wochen-Programm sind, und nützliche Informationen zum Aufwärmen und abschließenden Dehnen. Im gesamten Buch verteilt finden Sie Kästen, in denen die großartigen Leistungen, die Menschen in puncto Liegestütze erreicht haben, kurz vorgestellt werden.

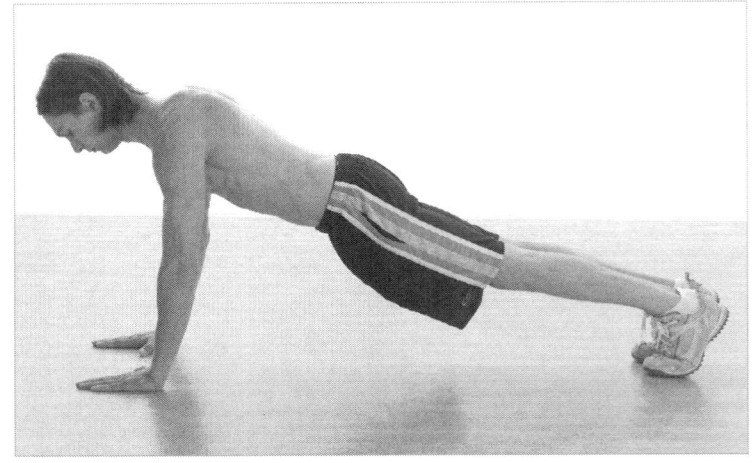

Sie finden, dass 100 Liegestütze in Folge eine extreme Herausforderung sind? Dann lesen Sie das: Am 5. Oktober 1965 hat Chuck Linster 6006 Liegestütze hintereinander absolviert. Am 5. Februar 1976 wurde diese Bestleistung von Robert Louis Knecht mit 7026 Liegestützen übertrumpft. Ein Jahr später, am 1. September 1977, schaffte Henry C. Marshall sogar 7650 Liegestütze. Im Oktober 1980 toppte der Japaner Minoru Yoshida alle bisherigen Rekorde mit 10 507 aufeinanderfolgenden Liegestützen.

Was ist eigentlich ein Liegestütz?

Erinnern auch Sie sich noch dunkel an den Schulsport, bei dem Sie von Ihrem Sportlehrer immer wieder dazu angetrieben wurden, noch mehr Liegestütze zu machen? Eine solche Qual muss nicht sein. Liegestütze können wirklich Spaß machen und bringen eine gewaltige Leistungssteigerung mit sich: Durch den Push-up entwickeln Sie nicht nur Kraft in Oberkörper und Rumpf, er ist auch ein hervorragendes Herz-Kreislauf-Training. Deshalb wird der einfache Liegestütz im gängigen Fitnesstraining und vielen Sportarten als Basisübung durchgeführt, ebenso beim Militärtraining.

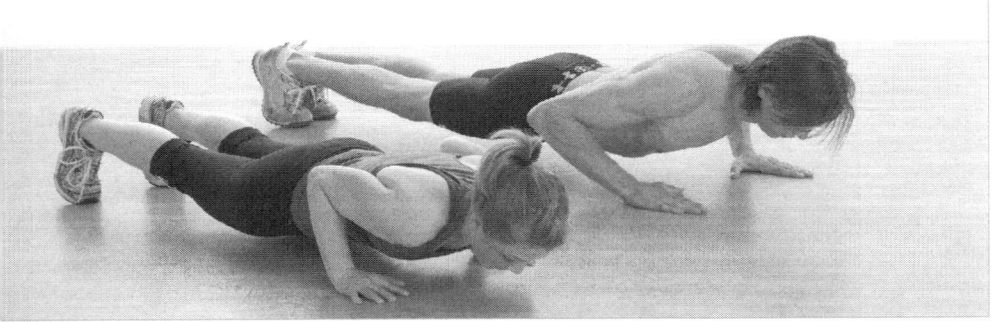

Der Liegestütz ist eine komplexe Kraftübung, die das Anheben und Absenken des Körpers durch die Arme ermöglicht, während man sich in einer nahezu horizontalen Lage mit Blick zum Boden befindet. Es arbeiten deshalb mehrere Muskelgruppen gleichzeitig zusammen und es finden mehr als zwei Gelenkaktionen bei der Bewegungsausführung statt. Mit den meisten komplexen Übungen schaffen wir deshalb die Grundlage unserer Muskelkraft, die wir für unsere alltäglichen Aktivitäten benötigen – und der Liegestütz ist da keine Ausnahme. Der Push-up ist die effektivste und einfachste Ganzkörperübung, die es gibt. Wenn Sie dem Sieben-Wochen-Plan folgen, werden Sie bald feststellen, wie leicht Ihnen die Alltagsbewegungen fallen werden.

Eine schnelle Internetrecherche wird Ihnen eine Menge Liegestützvarianten ausspucken. Der Einfachheit halber konzentriert sich mein Sieben-Wochen-Plan jedoch auf den klassischen Liegestütz, bei dem Hände und Füße in Kontakt mit dem Boden bleiben. Mit Varianten für Fortgeschrittene können spezielle Muskelgruppen unterschiedlicher Körperbereiche gezielt trainiert werden – und das ist auch herausfordernder. Dazu mehr in Teil 3.

Wenn Sie derzeit noch keinen Liegestütz schaffen, blättern Sie zuerst zum Vorprogramm ab Seite 133 für mögliche Alternativen. Wenn Sie diese Übungen absolvieren, sollten Sie ausreichend Grundfitness entwickeln, um sich schon bald an den Sieben-Wochen-Trainingsplan heranwagen zu können. Und der definitiv beste Punkt beim Liegestütztraining ist, dass Sie keine zusätzlichen Geräte benötigen, nur Ihren eigenen Körper und einen stabilen Untergrund. Den Liegestütz können Sie deshalb nahezu überall ausführen, um generell Kraft im Oberkörper zu entwickeln. Die Varianten ermöglichen es Ihnen außerdem, bestimmte Körperbereiche speziell zu trainieren.

Chung Kwung Ying aus China hat am 18. Mai 1986 insgesamt 2750 Handstandliegestütze gemacht. Am 22. Juli 2006 schaffte der nur sechs Jahre alte Lu Di 10 000 Liegestütze in nur drei Stunden und 20 Minuten.

Die beanspruchte Muskulatur

Einer der größten Vorzüge des Liegestützes und des Krafttrainings im Allgemeinen ist die Verletzungsprophylaxe. Nichts unterstützt die Skelettstruktur mehr als eine starke Muskulatur und das umgebende Bindegewebe. Diese Kraft wird nur durch regelmäßiges Training entwickelt. Außerdem wird durch eine moderate bis hohe Anzahl an Wiederholungen das Herz-Kreislauf-System

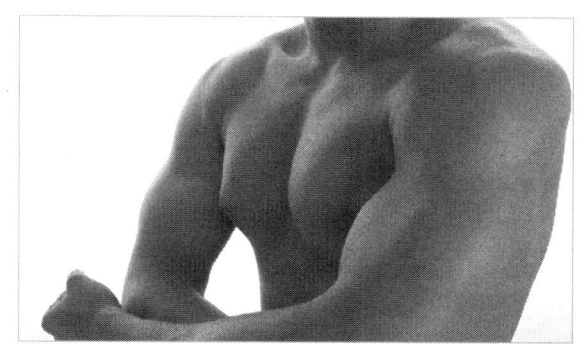

DER URSPRUNG DES LIEGESTÜTZES

Wenn auch vielfältige Varianten des Liegestützes bereits seit Jahrhunderten bekannt sind, ist der genaue Ursprung nicht klar. Manche glauben, dass der Liegestütz, so wie wir ihn heute kennen, eine Kombination zweier Yoga-Positionen ist: dem nach unten schauenden Hund (Adho Mukha Svanasana) und dem nach oben schauenden Hund (Urdhva Mukha Svanasana). Die Wurzeln des Yoga fanden ihren Ursprung bereits vor über 3000 Jahren.

Auch in der indischen Kultur, wo Ringkämpfer Hunderte Wiederholungen von Hindu-Liegestützen oder »Dands« – wie sie heute genannt werden – absolvieren, gibt es frühe Beispiele des Liegestützes. Mit Dands ent-

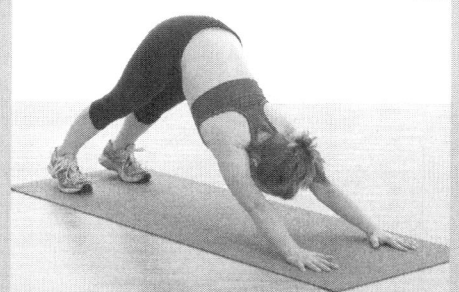

Nach unten schauender Hund

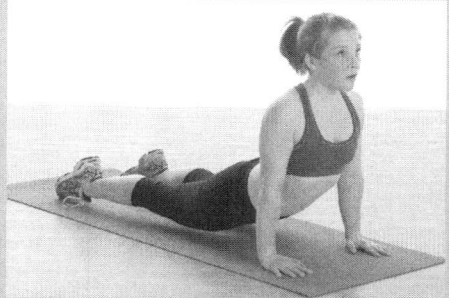

Nach oben schauender Hund

wickelt man eine extrem starke Oberkörpermuskulatur und Ausdauer. Sie werden daher schon seit vielen Jahren von Ringkämpfern im Training eingesetzt. Man sagt, dass der Große Gama, der erfolgreichste Pehlwani-Ringer aller Zeiten, jeden Morgen zu Beginn seines Trai-

nings mindestens 2000 Dands absolvierte. Der Begriff »Push-up« (engl. für Liegestütz) wurde in den Vereinigten Staaten zwischen 1905 und 1910 zum ersten Mal erwähnt. Etwa 40 Jahre später wurde in Großbritannien der Begriff »Press-up« aufgenommen.

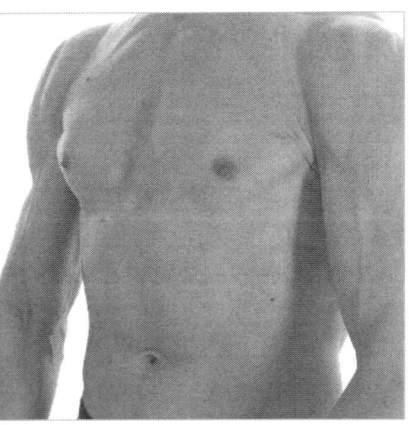

trainiert. Und schließlich verbessert Krafttraining die Knochendichte, was wiederum das Verletzungsrisiko senkt.

Der Liegestütz wird oft als schwierig empfunden, weil die stabilisierende Muskulatur von Hüften und Schultern benötigt wird, um den ganzen Körper in Balance zu halten. Durch den Liegestütz werden aber sowohl die großen Muskeln des Schultergürtels als auch die kleinen, stabilisierenden gekräftigt. Die Schulter ist das beweglichste Gelenk im menschlichen Körper und muss vielfältige Aufgaben im täglichen Leben meistern: Hebe-, Druck- und Zugbewegungen werden von der Schulter aus initiiert. Daher hilft der Liegestütz, die benötigte Kraft und Flexibilität zu entwickeln, die für den großen Bewegungsspielraum der Arme und Hände erforderlich ist. Das ist wichtig, denn das Schultergelenk ist extrem instabil und dadurch besonders anfällig für Ausrenkungen (Luxationen) und andere Verletzungen im Schulterbereich.

Es sind aber noch jede Menge anderer Muskeln beim Ausführen eines Push-ups beteiligt:

Großer Brustmuskel (Musculus pectoralis major): Der große Brustmuskel ist ein fächerförmiger Muskel im oberen Brustbereich. Eine beeindruckende Brust ist mit Sicherheit das Ergebnis eines gut definierten Brustmuskels. Der Brustmuskel ist für drei Funktionen des Oberarmknochens verantwortlich: für die Rotation (ähnlich wie beim Armdrücken), für die Flexion (Beugung; wie beim Heben oder Werfen) und für die Abduktion (seitliches Anheben des Arms).

Trizeps (Musculus triceps brachii): Der Trizeps ist ein großer Muskelstrang, der sich auf der Oberarmrückseite befindet und für das Strecken des Arms verantwortlich ist. Der Trizeps macht etwa 60 Prozent der gesamten Oberarmmuskulatur aus. Wenn Sie Ihren Trizeps besonders stärken wollen, sollten Sie Liegestütze mit engem Griff ausführen (Seite 84–85 und 88–89).

Deltamuskel (Musculus deltoideus): Der Deltamuskel besteht aus drei Teilen, nämlich dem vorderen, mittleren und hinteren Anteil, und ist für eine gewölbte Kontur der Schulter verantwortlich. Wenn auch Liegestütze nicht hauptsächlich den Deltamuskel trainieren, so hat die Kräftigung dieses Muskels doch einen wichtigen Nebeneffekt: Er ist nämlich an allen Bewegungen des Oberarms, wie dem Heben und Rotieren, beteiligt.

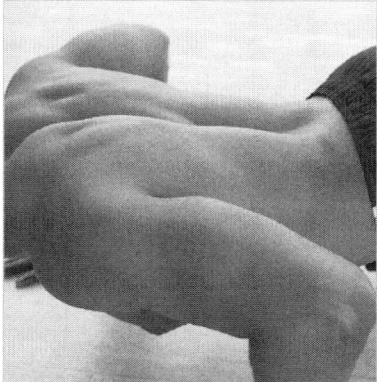

Vorderer Sägezahnmuskel (Musculus serratus anterior): Dieser Muskel setzt an den oberen Rippen seitlich der Brust an und ist für die Protraktion, das Vorziehen des Schultergürtels, verantwortlich. Klassische Liegestütze helfen, diesen Muskel aufzubauen, der manchmal auch als »Boxermuskel« bezeichnet wird.

Gerader Bauchmuskel (Musculus rectus abdominis): Der gerade Bauchmuskel ist ein großer gerader Muskel auf der Vorderseite des Bauches, der die Muskulatur der Wirbelsäule unterstützt. Wird beim Liegestütz der gerade Bauchmuskel gedehnt, kontrahieren gleichzeitig die unteren Rückenmuskeln. So wird der Körper stabilisiert und Kraft im Rumpf aufgebaut.

Großer Gesäßmuskel (Musculus glutaeus maximus): Er ist der größte Gesäßmuskel und hauptsächlich dafür verantwortlich, den Rumpf in einer aufrechten Position zu halten.

Bizeps (Musculus biceps brachii): Der Bizeps befindet sich auf der Oberarmvorderseite. Seine Aufgabe ist die Rotation des Unterarms und die Flexion (Beugung) des Ellenbogengelenks. Beim Liegestütz wird der Bizeps allerdings nicht signifikant trainiert.

Allgemein gesprochen helfen Liegestütze, Bewegungen aus dem Alltag effizienter und kraftvoller durchzuführen: Anheben, Tragen und Absetzen von Gegenständen, Haus- und Gartenarbeit – alles sollte Ihnen leichterfallen, wenn Sie die Herausforderung, dieses Trainingsprogramm wirklich durchzuführen, annehmen.

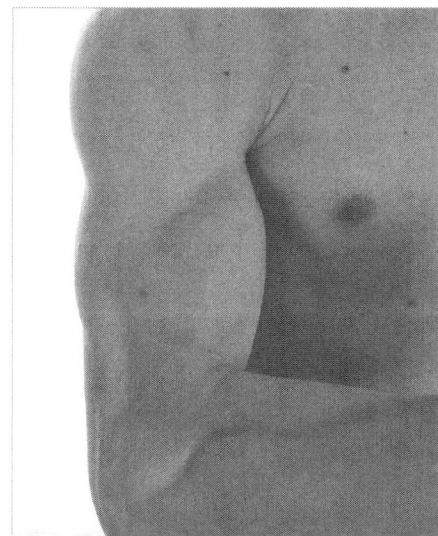

Warum Liegestütze?

Der Liegestütz ist eine funktionelle Ganzkörperübung, bei der zahlreiche Gelenke und Muskeln an der Bewegung beteiligt sind. Sie ahmt genau die Bewegungen und Aktionen nach, die wir auch im Alltag täglich ausführen. Wenn Sie bereits einem strukturierten Krafttrainingsplan folgen, fragen Sie sich jetzt vielleicht, wozu Sie eigentlich noch dieses Programm brauchen. Ganz einfach – Sie werden nicht nur einen deutlichen Kraftzuwachs im Oberkörper verspüren, auch Ihre Rumpfstabilität wird sich erheblich verbessern. Dazu kommt eine Steigerung Ihrer aeroben Ausdauer. Wenn Sie also nach einer Extraportion Kraft und Stabilität sowie der Möglichkeit, bestimmte Muskelgruppen gezielt zu kräftigen, Ausschau halten, dann ist der Liegestütz genau richtig für Sie.

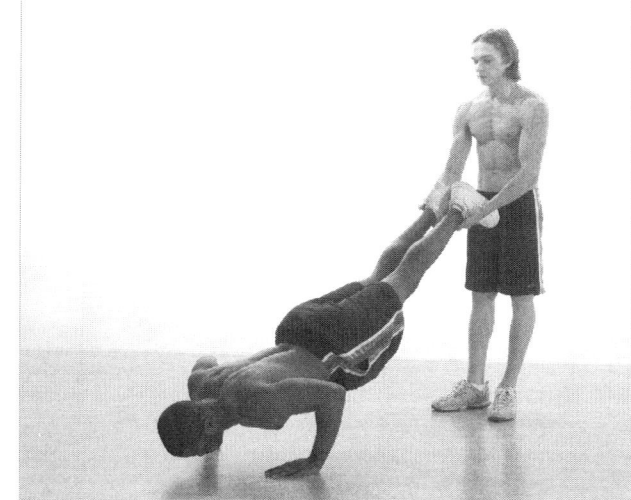

Der Liegestütz beim Militär

Im Trainingsprogramm des Militärs ist der Liegestütz ein Grundpfeiler und wird der von den meisten Gruppen täglich absolviert. Wer in den USA den Eingangstest als Berufssoldat in Armee, Luftwaffe oder Marine bestehen will, der muss eine bestimmte Anzahl an Liegestützen schaffen (siehe Tabelle). In der Tat gibt es keinen aussagekräftigeren Test der Oberkörperkraft als den Liegestütz, und das ist vermutlich der Grund, warum die Special Forces mit gewissem Stolz alle erdenklichen anspruchsvollen Varianten des Liegestützes im Programm haben. In der folgenden Tabelle ist die Anzahl der Liegestütze ange-

ERFORDERLICHE LIEGESTÜTZE BEI DER AUFNAHMEPRÜFUNG DER U.S. ARMY*

Männer										
Altersgruppe	17–21	22–26	27–31	32–36	37–41	42–46	47–51	52–56	57–61	62+
Max. 100 %	71	75	77	75	73	66	59	56	54	50
Min. 60 %	42	40	39	36	34	31	25	20	18	16

Frauen										
Altersgruppe	17–21	22–26	27–31	32–36	37–41	42–46	47–51	52–56	57–61	62+
Max. 100 %	42	46	50	45	40	37	34	31	28	25
Min. 60 %	19	17	17	15	14	12	10	9	8	7

*in zwei Minuten ausgeführt

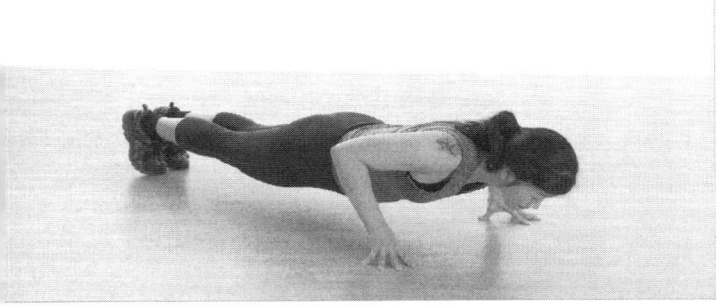

geben, die innerhalb von zwei Minuten ausgeführt werden müssen, wenn man die Aufnahmeprüfung beim Militär bestehen will. Was würden Sie schaffen?

Der Liegestütz in Sport und Film

Viele Sportler in jüngster Vergangenheit haben ihre phänomenale Kraft und ihren Erfolg dem einfachen Liegestütz zu verdanken. Der großartige NFL-Spieler Herschel Walker hat beispielsweise nie Gewichte gestemmt und seine Muskelkraft nur mit Liegestützen erlangt. Trotzdem hat er 1982 die begehrte Heisman Trophy als bester College-Football-spieler in den USA gewonnen und in nur zwei Footballvereinen über 13 000 Yards gemacht. Im Jahr 2006 sagte er in einem Telefoninterview, dass er noch immer jeden Morgen 2500 Sit-ups und 1500 Liegestütze absolviere – eine strikte Routine, der er seit seiner Highschool-Zeit jeden Tag folge.

Und Ted Williams, der Außenfeldspieler der Bosten Reds, absolvierte sogar 50 bis 100 Liegestütze auf den Fingerspitzen.

Auch beim Ringkampf, der einmal königlicher Nationalsport in Indien war, sind Liegestütze Pflicht. Die Ringkämpfer, die noch die alte Form des Kusti ausführen, stehen bereits morgens um 5.30 Uhr auf, um Tausende von Push-ups im Hindu-Stil sowie Kniebeugen zu machen, durch die die Kämpfer unglaubliche Kraft und Ausdauer erlangen. Der Große Gama beispielsweise, angeblich der erfolgreichste Pehlwani-Ringkämpfer aller Zeiten, schaffte in einer Trainingseinheit mehr als 2000 Liegestütze im Hindu-Stil. Bis heute ist er der einzige Ringkämpfer in der Geschichte, der in seiner gesamten Karriere, die über 50 Jahre dauerte, ungeschlagen blieb.

Auch für Boxer auf der ganzen Welt ist der Liegestütz eine der wichtigsten Übungen. Boxlegenden wie Rocky Marciano, Muhammad Ali und George Foreman absolvierten davon mehrere Hundert. Selbst Bruce Lee, der legendäre chinesische Kampfsportler, setzte seinen Schwerpunkt auf Arm- und Brustmuskulatur und schrieb seine enorme Kraft im Oberkörper den zahllosen Sätzen an Liegestützen zu. Lee ist ebenso bekannt für seine Liegestütze auf zwei Fingern. Nur auf Daumen und Zeigefinger aufgestützt, absolvierte er bei den internationalen Karatemeisterschaften im Jahr 1964 in Long Beach lange Serien von Liegestützen.

Auch Bodybuilder wissen um die Vorzüge des Liegestützes: Zu verschiedenen Anlässen absolvierte Bill Pettis, Weltmeister des Jahres 1970, unter anderem für seinen massiven Oberarmdurchmesser bekannt, endlose Serien von mehr als 3000 Liegestützen. Solche Trainingseinheiten dauerten mindestens fünf Stunden. George Eiferman, ein klassischer Bodybuilder aus den 1940er-Jahren, der für seine extrem stark ausgebildete Brust berühmt wurde, war bekannt für seine äußerst anspruchsvollen Liegestütze,

EIN ECHTES LIEGESTÜTZPHÄNOMEN

Paddy Doyle aus Großbritannien ist ein ganz besonderer Liegestütz-Freak: Seit 1987 hält er nämlich vielfältige Rekorde im *Guinnessbuch der Rekorde*: Am 28. Mai 1987 machte er 4100 Liegestütze mit einer 25 Kilogramm schweren Gewichtsplatte auf dem Rücken. Am 12. Februar 1990 schaffte er 2521 einarmige Liegestütze in einer Stunde. Am 12. Februar 1996 steigerte er sich auf 8794 Liegestütze in fünf Stunden. Innerhalb eines Jahres, von Oktober 1988 bis Oktober 1989, kam er so auf 1 500 230 Liegestütze. Und schließlich, am 8. November 2007, absolvierte er in einer Stunde 1940 Liegestütze auf den Handrücken.

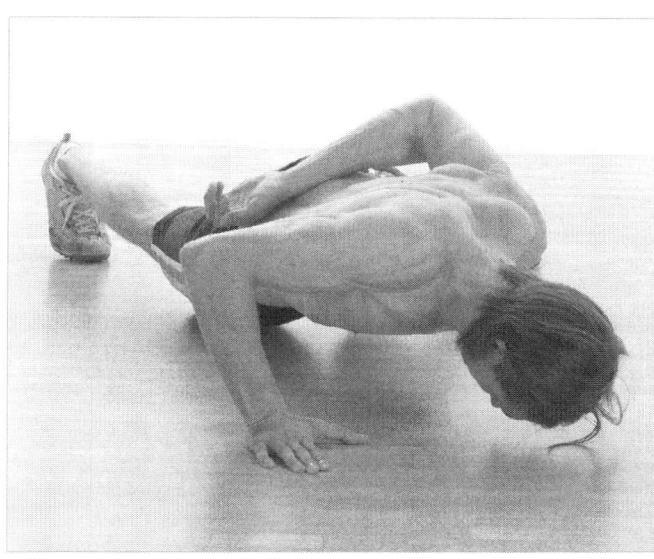

bei der er die Hände jeweils auf einer Bank abstützte, um den Oberkörper noch weiter absenken zu können. Es ist kein Geheimnis, dass Bodybuilder heute mit diesem beeindruckenden Brustumfang wetteifern.

In Hollywood wird der Liegestütz eingesetzt, um beneidenswerte Körper zu modellieren. Als Demi Moore die Hauptrolle in dem Film *G.I Jane* übernahm, unterzog sie sich einem gnadenlosen Navy-Seal-Training, bestehend aus Hindernislaufen, Schwimmen, Laufen und natürlich Liegestützen. Im Film erinnert man sich wohl am besten an Moores einarmigen Liegestütz.

Der Schauspieler Clint Eastwood trainiert ebenfalls noch jeden Tag. Auf dem Höhepunkt seiner Fitness soll er angeblich täglich 1000 Liegestütze absolviert haben.

Häufig gestellte Fragen

Damit Sie das meiste aus der *Push-up-Challenge* herausholen können, habe ich Ihnen hier 20 Fragen und Antworten zusammengestellt. Die behandelten Themenbereiche umfassen korrekte Bewegungsausführung, Trainingshäufigkeit, Gewichtsreduktion, Erholungszeiten und vieles mehr. Außerdem finden Sie hier Vorschläge für zusätzliche Übungen, Hinweise darauf, welche Veränderungen Sie erwarten werden, wenn Sie dem Trainingsplan folgen, und was Sie tun können, wenn Sie momentan noch keinen Liegestütz schaffen.

1 Kann ich jeden Tag Liegestütze machen, anstatt dem Drei-Tages-Trainingsrhythmus zu folgen?

Nein, es ist in der Tat extrem wichtig, dem Körper ausreichend Zeit zur Erholung zu geben. Das harte Training beansprucht das Muskelgewebe äußerst stark. Die Muskulatur braucht dann die Pause, um sich wieder zu regenerieren, die kleinen Risse zu kitten und stärker zu werden. Wenn Sie jeden Tag trainieren, unterbrechen Sie die Wiederaufbauphase der Muskulatur und begrenzen so Ihren Trainingsfortschritt. Die Muskulatur benötigt etwa 48 Stunden, um sich zu erholen und sich an den gesetzten Reiz eines anstrengenden Krafttrainings zu gewöhnen.

2 Ich habe ein Leistungsplateau erreicht und kann keine weiteren Push-ups mehr ausführen. Was habe ich falsch gemacht?

Es ist völlig normal, dass Sie zu Anfang große Fortschritte machen und sich der Körper erst nach einer Weile an das Training gewöhnt. Halten Sie den Plan ein und vertrauen Sie den dort angegebenen Zahlen, denn schon bald werden Sie auf dem Weg zu 100 Push-ups sein. Achten Sie beim Training immer auf die korrekte Atmung. Wenn Sie die Luft anhalten, hemmen Sie Ihre Leistungsfähigkeit und erschweren es sich selbst, einen technisch perfekten Liegestütz auszuführen.

3 Mir tun bei den Liegestützen immer die Handgelenke weh. Was kann ich dagegen tun?

Schließen Sie Ihre Hand zu einer Faust. Dadurch liegt Ihr Körpergewicht auf den Knöcheln anstatt auf den Handflächen. So vermeiden Sie außerdem eine zu starke Dehnung des Handgelenks. Achten Sie auch auf einen ausreichend gepolsterten Untergrund wie eine Trainingsmatte, einen Teppich oder ein mehrfach gefaltetes Handtuch.

4 Soll meine Brust bei der Abwärtsbewegung den Boden berühren?

Bei einem wirklich guten Liegestütz genügt es, wenn die Brust einige Zentimeter über dem Boden bleibt. Es hat keinen weiteren Nutzen, wenn sie den Boden berührt, aber Sie sollten versuchen, in der Endposition einen 90-Grad-Winkel im Ellenbogen zu halten.

5 Wie schnell soll ich die Liegestütze ausführen?

Die Bewegung sollte immer langsam und kontrolliert erfolgen. Vermeiden Sie es, ruckartig nach oben oder unten zu gehen. Das Absenken und Anheben des Körpers sollte jeweils mehrere Sekunden dauern.

6 Wie atme ich korrekt, während ich den Liegestütz ausführe?

Es ist wichtig, beim Tiefgehen einzuatmen und beim Hochgehen auszuatmen. Stoppen Sie nie die Atmung und achten Sie darauf, dass Sie während der Übung gleichmäßig atmen.

7 Wie halte ich den Kopf richtig?

Halten Sie den Kopf in neutraler Position. Das heißt, Sie schauen weder nach vorn noch nach oben oder nach unten in Richtung Nabel. In der Armee wird während des Liegestützes zwar nach vorn geschaut, aber meiner Meinung nach belastet das die Nackenmuskeln zu sehr.

8 Kann ich, wenn ich müde werde, kurze Pausen zwischen den Liegestützen machen?

Kurze Pausen sind erlaubt, aber machen Sie diese in der gestreckten Position, also wenn Sie oben sind. Strecken Sie dabei die Ellenbogen nicht durch, schieben Sie nicht das Gesäß nach oben oder legen Sie nicht die Unterarme auf dem Boden ab.

9 Ich schaffe keinen einzigen normalen Liegestütz. Was kann ich tun?

Beginnen Sie mit dem Vorprogramm ab Seite 133. Dort finden Sie Liegestützvarianten, die für jedes Fitnessniveau geeignet sind.

10 Werde ich an Gewicht verlieren, wenn ich *die Push-up-Challenge* durchführe?

Mit Liegestützen werden Sie zwar einige Kalorien verlieren und auch bis zu einem gewissen Grad an Muskelmasse zunehmen, was aber wiederum bedeutet, dass Sie zum Erhalt dieser Muskeln auch entsprechend Kalorien zu sich nehmen müssen. Liegestütze allein sind deshalb nicht der beste Weg, um Gewicht zu verlieren. Wenn Gewichtsverlust Ihr Hauptziel ist, sollten Sie zusätzlich ein effektives Herz-Kreislauf-Training absolvieren.

11 Mein Kind ist auch an Ihrem Trainingsprogramm interessiert. Ist Ihr Programm auch für Teenager geeignet?

Ja natürlich! Tatsächlich sind Teenager sogar sehr empfänglich für Krafttraining und sie erzielen schnelle Fortschritte. Allerdings sollten Sie sich zuerst vergewissern, dass Ihr Kind gesund ist. Gegebenenfalls suchen Sie vor Trainingsbeginn einen Arzt auf, der den Gesundheitszustand Ihres Kindes überprüft.

12 Meine Arme zittern immer, sobald ich meinen Satz Liegestütze beendet habe. Ist das normal?

Ja. Das Zittern der Muskeln zeigt an, dass es zu einer Bildung von Milchsäure im Muskel gekommen ist. Das ist ein sicheres Zeichen dafür, dass die Trainingseinheit hart war. Wenn Sie nach dem Training einige sanfte

Dehnübungen machen, hilft das, dass die Milchsäure schneller abtransportiert wird und sich die Muskeln wieder erholen. Im letzten Teil dieses Buches habe ich für Sie einige Dehnübungen zusammengestellt (ab Seite 126).

13 Welche Veränderungen an meinem Körper kann ich erwarten, wenn ich Ihrem Trainingsprogramm folge?

Wenn Sie sich durch den Sieben-Wochen-Plan gearbeitet haben, werden Sie einen erheblichen Anstieg an Kraft in Ihrem Oberkörper feststellen. Zusätzlich zur Kraft können Sie auch muskuläre Veränderungen in Brust, Schultern und Armen erwarten. Das wird jedoch einige Wochen länger dauern, denn der Körper muss hierfür die für die Muskelkontraktion notwendigen Proteine synthetisieren.

14 Kann ich auch Liegestützgriffe einsetzen, um meine Handgelenke zu schonen?

Menschen mit schwachen Handgelenken erzielen durchaus Erfolge, wenn sie Liegestützgriffe, sogenannte Push-up-Bars, verwenden, anstatt sich mit der flachen Hand auf dem Boden abzustützen. Allerdings besteht durch die zusätzliche Erhöhung das Risiko, dass der Trainierende die Brust zu weit absenkt und dadurch das Bindegewebe verletzt. Achten Sie also in jedem Fall darauf, dass der Winkel im Ellenbogen nie kleiner als 45 Grad ist.

15 Ich habe noch vom letzten Training Muskelkater. Soll ich trotzdem nach Plan weitermachen?

Das ist der Punkt, an dem Sie auf Ihren Körper hören sollten: Resultiert der Schmerz aus einer generellen Erschöpfung nach einem anstrengenden Training oder haben Sie zu viel getan und dadurch wirklich Ihre Muskeln verletzt? Wenn Sie Zweifel haben, Ihr Training fortsetzen zu können, dann stoppen Sie und pausieren Sie für einige Tage. Holen Sie gegebenenfalls ärztlichen Rat ein.

16 Kann ich am selben Tag, an dem ich meine Liegestützeinheit absolviert habe, noch ein anderes Training für den Oberkörper machen?

Grundsätzlich können Sie gerne dieses Training mit einem anderen Krafttraining kombinieren (oder umgekehrt). Sie müssen aber damit rechnen, dass Ihre Leistungsfähigkeit an solchen Tagen etwas niedriger ist. Auf jeden Fall sollten Sie zwischen den beiden Trainingseinheiten eine Pause einlegen, damit Sie die Muskeln nicht beschädigen oder Sie sich anderweitig verletzen. Ich empfehle Ihnen, sich immer sorgfältig aufzuwärmen und nach dem Training eine Dehneinheit zu absolvieren.

17 **In dem Trainingsprogramm ist eine Pause von 60 Sekunden zwischen den einzelnen Sätzen angegeben. Was soll ich denn in dieser Pause tun?**

Das bleibt Ihnen überlassen! Sie können aufstehen, auf und ab gehen, Arme und Schultern lockern oder zur Wasserflasche greifen. Wichtig ist nur, dass Sie nach den 60 Sekunden wieder starten.

18 **Mir tun bei Liegestützen immer die Ellenbogen weh. Was mache ich falsch?**

Viele machen den Fehler, dass sie beim Hochdrücken die Ellenbogengelenke komplett durchstrecken. Das ist ein grober Technikfehler. Am höchsten Punkt sollten die Arme fast gestreckt sein, aber nicht durchgestreckt. Lassen Sie das Gelenk nicht einrasten. Achten Sie außerdem darauf, dass Sie Ihre Ellenbogen immer eng am Körper halten und nicht zur Seite über die Hände hinaus abspreizen. Wenn die Technik stimmt, werden Sie eine Kontraktion im Trizeps spüren. Auf Seite 39 finden Sie den perfekten Liegestütz.

19 **Wann ist eigentlich die beste Tageszeit für das Training?**

Das hängt ganz von Ihrem Tagesplan und Ihrer Persönlichkeit ab. Viele Sportler haben frühmorgens direkt nach dem Aufstehen am meisten Energie. Andere, wie ich, trainieren am liebsten am Nachmittag oder am Abend. Das Training sollte aber nicht unbedingt der letzte Punkt auf Ihrem Zeitplan spätabends sein. Das Gute an diesem Trainingsprogramm ist aber, dass Sie es zu jeder Zeit und an jedem Ort absolvieren können. Wichtig ist nur, dass Sie sich immer ausreichend aufwärmen und sich auch mental auf das bevorstehende Training vorbereiten.

20 **Ich neige dazu, während des Trainings die Konzentration zu verlieren. Was kann ich tun, um das Training interessanter zu gestalten?**

Überlegen Sie sich doch, mit einem Partner oder noch besser in einer Gruppe zu trainieren. Vielen Menschen macht es definitiv mehr Spaß, mit Freunden, Familienangehörigen oder Arbeitskollegen ihr Trainingsprogramm durchzuführen, denn das spornt zusätzlich an und man achtet noch mehr darauf, alles richtig zu machen. Oder Sie legen Ihre Lieblingsmusik auf und absolvieren dann das Programm. Manche bevorzugen eher schnelle Beats, andere wiederum hören während des Trainings lieber ruhige Musik. Das liegt ganz bei Ihnen.

Erfahrungsberichte

Ein altes englisches Sprichwort sagt: »The proof of the pudding is in the eating«, was so viel bedeutet wie: Um etwas wirklich zu verstehen, muss man es selbst ausprobieren (zu Deutsch: Probieren geht über Studieren). Die folgenden Erfahrungsberichte sind unverfälschte Aussagen und beweisen, dass *die Push-up-Challenge* wirklich funktioniert, wenn der Trainierende mit echter Hingabe, einer positiven Einstellung und dem nötigen Maß an Selbstdisziplin an die Sache herangeht.

»Ich bin durch Zufall diesem Programm begegnet und ich finde es super. Ich unterrichte Sport an einer kleinen Schule und möchte das Programm gerne einsetzen, um meinen Schülern einen Motivationsschub zu verschaffen. Ich trainiere außerdem Jugendliche außerhalb der Schule und habe das Programm mit ihnen bereits ausprobiert. Sie sind alle total begeistert und sagen, dass es die größte Herausforderung ist, die sie bisher im Sport hatten. Ich glaube, das Programm ist besonders gut für Jugendliche geeignet.«

Joe Coti, Sportlehrer am Southwestern Michigan College

»Viele Grüße aus Mexiko und vielen Dank für dieses tolle Programm! Ich finde es leicht und gleichzeitig sehr motivierend. Also, es ist nicht so leicht, wie es aussieht, aber es ist auch nicht so hart, dass man es als Anfänger nicht schaffen könnte. Ich habe das Programm heute gerade zu Ende gemacht und wollte nur wissen lassen, dass es mir wirklich viel gebracht hat! Ich bin 47 Jahre alt und habe seit etwa 20 Jahren keine Liegestütze mehr gemacht. Beim Eingangstest habe ich mit nur 15 Wiederholungen begonnen, aber nachdem ich dem Plan wirklich strikt gefolgt bin, habe ich heute die Schallgrenze von 100 Liegestützen (tatsächlich waren es 103) durchbrochen. Ich werde auch zukünftig mit den Liegestützen weitermachen, um mir meine Fitness und Kraft zu erhalten. Vielen Dank für die Inspiration!«

Steve Giles

»Selbst als ich bereits Woche fünf erreicht hatte, waren meine Zweifel noch nicht ausgeräumt. Aber dann war es so weit und ich sollte die 100 Wiederholungen machen – ich habe sogar 105 geschafft! Der Plan hat mir wirklich viel Rumpfkraft und Rumpfstabilität eingebracht. Vielen Dank für dieses Buch!«

Cassie

»Vielen Dank für dieses Trainingsprogramm! Heute, an meinem 40. Geburtstag, habe ich das Ziel, das ich mir vor 100 Tagen gesetzt habe, erreicht: Ich habe 100 Liegestütze geschafft! Nein, es waren sogar 101! Das habe ich diesem großartigen Programm zu verdanken. Vielleicht sollte ich noch erwähnen, dass ich am Anfang nur drei Liegestütze geschafft habe. Tausend Dank!«

Beverly Army Williams

Am 13. September 1987 hat Paul Lynch aus Großbritannien 32 573 Liegestütze in 24 Stunden absolviert. Erst am 24./25. April 1993 wurde dieser Rekord von Charles Servizio aus den USA mit 46 001 Liegestützen gebrochen. Doch auch Lynch hatte nachgelegt: Am 21. April 1992 absolvierte er sogar 126 Liegestütze auf einem Finger!

»Ich wünschte, dieses Programm hätte schon existiert, als ich noch zur Schule ging. Da hätte es mir nämlich sehr geholfen. Die Tatsache, dass ich heute stärker bin als mit Mitte 20, ist wirklich erstaunlich. Vielen Dank!«
Debbie Abrams

»Ich habe dieses Programm gemacht und genoss die Herausforderung! Durch das Programm ist mein Rumpf wunderbar geformt und auch meine Leistungen als Crossläuferin konnte ich deutlich steigern. Mein Plan ist, diese hohe Anzahl an Liegestützen in mein Lauftraining zu integrieren.«
Holly Wert

»Ich gehörte schon immer zu den Typen mit dem superstarken Unterkörper (Fußballspieler, Sprinter …). An der Beinpresse schaffe ich etwa acht Mal so viel Gewicht wie beim Bankdrücken. Deshalb wurde es höchste Zeit, dass ein Programm entwickelt wurde, das meinen mageren Oberkörper auf Vordermann bringt. Dieses Programm scheint wirklich für jedes Fitnessniveau geeignet zu sein. Ich kann es nur empfehlen!«
Dave Carlisle

»Um einen Test für den roten Gürtel im Kampfsport zu bestehen, musste ich 550 Liegestütze schaffen. Das wäre ohne dieses Trainingsprogramm unmöglich gewesen!«
Nancy Milstone

»Ich habe gerade mit Woche drei des Trainingsprogramms begonnen und ich kann selbst nicht glauben, dass ich das wirklich durchziehe. Dazu müssen Sie wissen, dass ich an Morbus Crohn erkrankt bin. Ich bin 33 Jahre alt und schon mein ganzes Erwachsenenleben krank. Noch vor vier Monaten war ich schwer krank. Ich war schwach, dünn und kraftlos. Mit diesem neuen Trainingsprogramm und auch meinen neuen gesunden Lebensgewohnheiten bin ich ein völlig neuer Mensch. Mein Körper ist muskulös und definiert. Ich kann es wirklich kaum glauben! Regelmäßiges Training war für mich immer ein Ding der Unmöglichkeit. Ich wusste ja gar nicht, wie ich als Anfänger beginnen sollte. Jetzt weiß ich es: mit 100 Liegestützen. Vielen Dank, dass Sie so viel Zeit in die Entwicklung dieses Trainingsprogramms gesteckt haben.«
Daniel Berman

»Steve, ich habe gerade den letzten Test bestanden. Dieses Trainingsprogramm funktioniert wirklich!«
Trail McFarland

»Ich bin eine 49-jährige Mutter von drei Grundschulkindern, arbeite Vollzeit und trauere meiner einstigen Fitness nach. Ich ging regelmäßig schwimmen und fuhr mehrmals die Woche Rad. Deshalb bin ich froh, dass ich dieses Programm gefunden habe, das ich auch zu Hause machen kann, ohne mir teures Equipment kaufen zu müssen oder einer DVD zu folgen. Da ich Arthrose in den

Füßen habe, begann ich mit den Liegestützen auf den Knien. Ich habe erst Mitte September mit dem Programm angefangen und schaffe mittlerweile acht Sätze mit je 200 Wiederholungen und einem finalen Satz von 100 Liegestützen, sodass ich auf 300 komme – und das dreimal pro Woche. Vielen Dank!«

Jan Baker

»Ich habe heute meine ersten 100 Liegestütze gemacht – und doch wahrhaftig 102 Wiederholungen geschafft! Ich bin so glücklich darüber und kann es noch gar nicht glauben, dass ich wirklich 100 Liegestütze am Stück machen kann. Gar nicht so schlecht für einen übergewichtigen 42-Jährigen, oder? Vielen herzlichen Dank für dieses hervorragende Programm!«

Dickie Armour

»Vielen Dank für dieses inspirierende Trainingsprogramm. Meine Frau und ich versuchen gerade, in Form zu kommen, und wir haben dieses Programm ausgewählt. Danke für die Inspiration!«

Grant Gardner

»Ich heiße Season Gilbert und ich bin Läufer. Daher trainiere ich auch kaum meinen Oberkörper. Ich habe dieses Programm ausgewählt, weil ich etwas kräftiger werden wollte. Nicht in einer Million Jahren hätte ich gedacht, dass ich einmal 100 Liegestütze schaffen würde.

Und es gab einige Tage, an denen ich wirklich schon aufgeben wollte. Aber ich habe durchgehalten und jetzt bin ich so froh, sagen zu können, dass ich in Woche sieben 100 aufeinanderfolgende Liegestütze geschafft habe. Einfach war es wirklich nicht! Mittlerweile wollen auch schon drei Kollegen das komplette Programm durchführen. Vielen Dank für diese tolle Herausforderung!«

Season Gilbert

»Ich habe die Herausforderung angenommen und habe mich in sechs Wochen von 53 auf 104 Wiederholungen gesteigert. Das Programm hat wahre Wunder an meinen Oberarmen vollbracht!«

Rune Pedersen

»Ich möchte mich bei Ihnen für dieses Programm bedanken. Es hat mir geholfen, viel stärker zu werden, und ich bin glücklich, sagen zu können, dass 100 Liegestütze ganz einfach sind. Na ja, vielleicht nicht wirklich einfach. Zu Anfang habe ich 40 Wiederholungen geschafft und heute sind es 100. Das ist wirklich viel!«

Curtis Sun

»Ich wollte nur mal sagen, dass Sie da ein tolles Programm zusammengestellt haben. Es ist echt schwer, aber absolut machbar. 100 Liegestütze zu schaffen, ist echt super!«

John Cool

»Mein Sohn und ich haben die Herausforderung zusammen angenommen. Mein Sohn versucht natürlich, mich ›alten Mann‹ herauszufordern, aber ich halte dagegen! Vielen Dank, dass es das Programm gibt!«

J. Faga und Sohn

»Wir sind eine Gruppe von sechs Leuten, die das Programm zusammen durchziehen. Vier von uns sind in Woche fünf, die anderen beiden sind in Woche drei. Wir sind alle total begeistert und können es gar nicht glauben, wie weit wir schon gekommen sind!«

Doug Adams

»Hier ist noch einer, der nur mal schnell Danke sagen will für dieses tolle, inspirierende Programm. Ich bin unter Garantie der unfitteste Mensch, der dieses Programm in Angriff genommen hat. Schon seit meinem 30. Lebensjahr habe ich langsam, aber sicher an Gewicht zugelegt. Jetzt bin ich 40 und mir ist mittlerweile klar, dass ich etwas tun muss. Man weiß zwar, dass man trainieren müsste, aber aller Anfang ist schwer. Das Programm hat mir dabei wirklich geholfen. Ich habe zwar gerade eine kurze Pause eingelegt, aber ich merke jetzt schon die Fortschritte. Vielen Dank für dieses einfache, leicht zu befolgende Trainingsprogramm!«

Tris

»Ich liebe dieses Programm! Es hilft mir, zu dem Fitnesslevel zurückzukommen, das ich einst beim Militär hatte.«

Joe Stern

»Vielen Dank für diese Herausforderung! Dieses Training war fantastisch und ich bekomme permanent Komplimente, wie muskulös doch meine Oberarme aussehen. Vielen Dank für das Programm!«

Sagan Morrow

Bevor Sie loslegen

Dieser Trainingsplan ist zwar für alle Leistungsgruppen geeignet, dennoch sollten Sie sich vor Beginn des Trainings einem Check-up bei Ihrem Arzt unterziehen, insbesondere wenn Sie schon lange Zeit kein Krafttraining mehr gemacht haben. Finden Sie dadurch heraus, ob Sie wirklich fit sind. Das Letzte, was Sie jetzt brauchen können, ist eine Verletzung, die Sie vom Erreichen Ihres Ziels abbringen könnte.

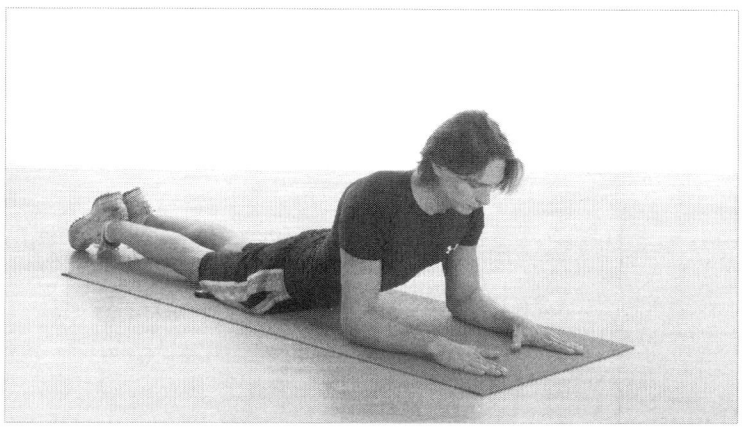

Wenn Sie sicher sind, dass einem regelmäßigen Training nichts im Wege steht, müssen Sie zunächst Ihr Einstiegsniveau bestimmen. Dazu unterziehen Sie sich bitte dem auf Seite 38–41 beschriebenen Einstiegstest. Das Ergebnis dieses Tests bestimmt das für Sie geeignete Trainingsprogramm.

Sie benötigen für Ihr Training keine Geräte. Stellen Sie sicher, dass der Raum, in dem Sie trainieren, ausreichend Platz bietet und gut durchlüftet ist. Tragen Sie bequeme, nicht zu enge Kleidung. Achten Sie darauf, dass Sie vor dem Training ausreichend Flüssigkeit zu sich genommen haben. Nehmen Sie während des Aufwärmens und in den Pausen immer mal wieder einen Schluck Wasser zu sich und halten Sie deshalb stets eine Flasche Wasser griffbereit.

Fällt es Ihnen schwer, sich zum Training aufzuraffen? Dann fragen Sie doch Familienmitglieder oder Freunde, ob sie das Training nicht mit Ihnen zusammen durchführen wollen!

Verletzungsprophylaxe

Es gibt für einen Sportler nichts Frustrierenderes, als von einer Verletzung gestoppt zu werden. Wenn Sie also auch nur den leisesten Zweifel hinsichtlich Ihrer derzeitigen Gesundheit und Leistungsfähigkeit haben, dann gehen Sie auf Nummer sicher und konsultieren Sie einen Arzt oder Physiotherapeuten. Eine bestehende Verletzung kann sich noch verschlimmern, wenn Sie zu früh mit dem Einstiegstest und mit dem Programm beginnen, bevor die Verletzung wirklich ausgeheilt ist. Es ist besser, sicherheitshalber ein paar Wochen Pause einzulegen, als noch eine weitere Verletzung zu riskieren und dann für Monate außer Gefecht gesetzt zu sein.

Auch wenn Ihnen dieser Rat profan erscheint: Lernen Sie, auf die Signale Ihres Körpers zu hören. In neun von zehn Fällen wissen Sie mit Sicherheit ganz genau, ob Sie fit genug sind, ein anstrengendes Training zu beginnen, oder nicht. Ihr Körper spürt nämlich, wenn etwas nicht stimmt, und sendet Warnsignale – hören Sie darauf!

Wenn Sie endlich mit dem Sieben-Wochen-Plan loslegen, können Sie davon ausgehen, dass Sie vor allem im Anfangsstadium Muskelkater und Müdigkeit verspüren.

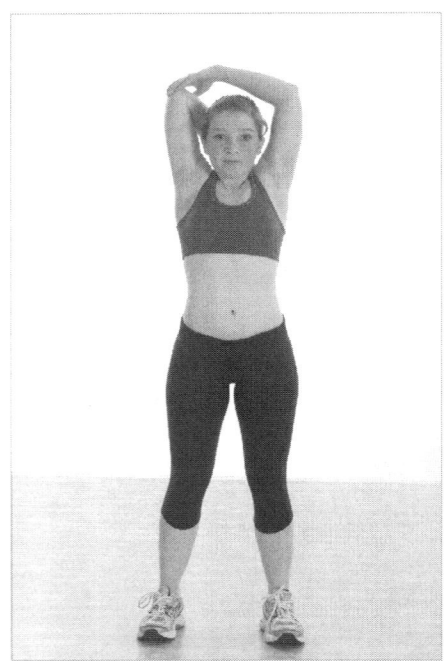

Im September 1995 absolvierte Renata Hamplová aus der früheren Tschechoslowakei 190 Liegestütze in drei Minuten. Sie schaffte außerdem 426 Liegestütze in zehn Minuten.

Lernen Sie schnellstmöglich, zwischen einem »guten« und einem »bösen« Schmerz zu unterscheiden. Ein »guter« Schmerz entsteht, wenn sich Ihre Muskeln aufgepumpt anfühlen, sich also während des Trainings mit Blut füllen, oder Sie ein leichtes Erschöpfungsgefühl in den Muskeln verspüren, wenn Milchsäure gebildet wird und die Muskeln anfangen zu brennen. Nehmen Sie diese Gefühle bewusst wahr und lernen Sie, damit umzugehen.

Ein »böser« Schmerz können sowohl Krämpfe sein als auch ein Stechen, das sich schnell in Schultern, Arme und Hände ausbreitet – das sind definitiv Warnsignale! Machen Sie auf keinen Fall mit diesen Schmerzen weiter. Brechen Sie das Training sofort ab, ruhen Sie sich einige Tage aus und suchen Sie gegebenenfalls ärztliche Hilfe auf. So sind Sie auf der sicheren Seite.

Lernen Sie, die Signale Ihres Körpers zu verstehen, und akzeptieren Sie Ihre Grenzen. Legen Sie beim Training falschen Ehrgeiz ab, gehen Sie die Sache ruhig und gelassen an. Riskieren Sie nicht, von einer Verletzung gestoppt zu werden. Besonders gefährdet für Verletzungen sind Handgelenke, Schultern und Ellenbogen.

Es ist besonders wichtig, die angegebenen Erholungszeiten genau einzuhalten. Durch Krafttraining wird Muskelgewebe zerstört und es dauert etwa 48 Stunden, bis dieses Muskelgewebe wieder repariert ist und sich der Körper an einen neuen Trainingsreiz gewöhnen kann. Wenn Sie dem Körper nicht ausreichend Zeit geben, sich von dem Stress zu erholen, dann setzen Sie Ihre Gesundheit und auch Ihren Leistungsfortschritt aufs Spiel. Eine weitere wichtige Maßnahme zur Verletzungsprophylaxe ist das Aufwärmen vor und das Dehnen nach dem Training.

Aufwärmen und Dehnen

Ein gründliches Aufwärmen ist entscheidend für den Erfolg Ihrer Trainingseinheit. Aus den unterschiedlichsten Gründen lassen sich jedoch viele Menschen dazu verleiten, viel zu früh mit dem ersten Satz Liegestütze zu beginnen. Bitte befolgen Sie meinen Rat und lassen Sie dem Körper die notwendige Zeit, um Körpertemperatur, Herzschlag und Atemfrequenz zu erhöhen, bevor Sie mit dem Krafttraining beginnen. Ein vernünftiges Aufwärmen mobilisiert die Gelenke und stimuliert die Leitungsbahnen zwischen Nerv und Muskel, um den Körper auf das bevorstehende Training einzustimmen. Des Weiteren wird der Blutfluss angeregt, um die Muskeln auf die bevorstehende Belastung vorzubereiten. Mein Aufwärmprogramm dauert nur etwa zehn Minuten und besteht aus vier Teilen (Seite 114–125).

Nach dem Training sollten Sie sich unbedingt Zeit nehmen zum Dehnen. Diese lockeren Dehnübungen reduzieren das Verletzungsrisiko und bereiten den Körper bereits auf das nächste Training vor. Der beste Zeitpunkt zum Dehnen ist direkt im Anschluss an das Training, wenn die Muskeln noch warm und flexibel sind. Muskeln und Bindegewebe reagieren positiver auf den Dehnreiz, wenn sie warm sind, und die Gefahr einer Muskelzerrung wird verringert. Dehnübungen finden Sie auf den Seiten 126–132.

Am 30. August 1998 schaffte Roy Berger aus Kanada 3416 Liegestütze in einer Stunde.

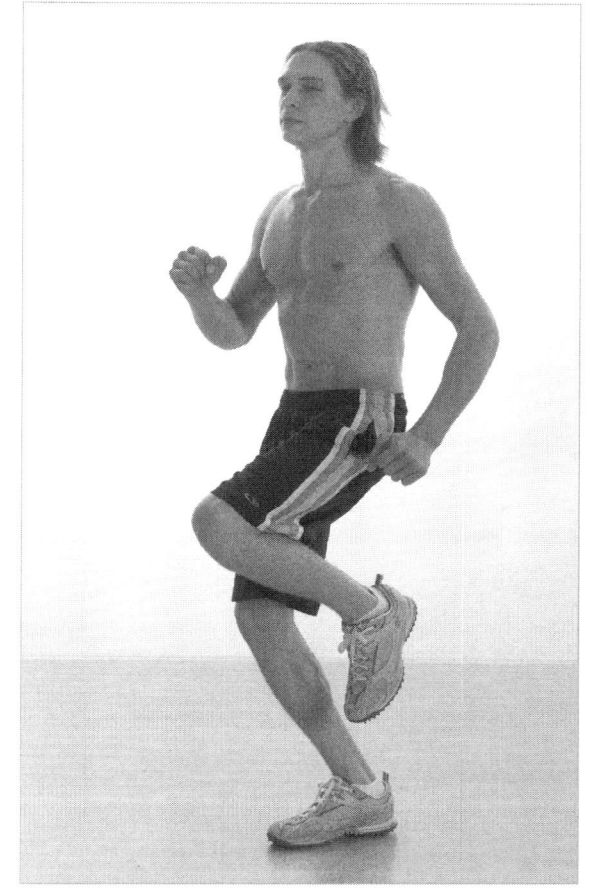

Der Einstiegstest

Jetzt kann es fast schon losgehen. Aber bevor Sie mit dem siebenwöchigen Trainingsprogramm starten können, müssen Sie Ihr Leistungsniveau bestimmen, damit Sie wissen, welcher Plan für Sie der richtige ist. Bitte vergessen Sie nicht, sich vor dem Test gründlich aufzuwärmen. Sie wollen doch nicht jetzt schon durch eine Verletzung lahmgelegt werden. Außerdem bereiten Sie mit den Aufwärmübungen Ihre Muskulatur auf die bevorstehende Belastung vor. Das heißt, Sie haben mehr Zug- und Druckkraft bei den Liegestützen. Ab Seite 114 finden Sie ein angemessenes Aufwärmprogramm. Erst wenn Sie aufgewärmt sind, beginnen Sie mit dem Test.

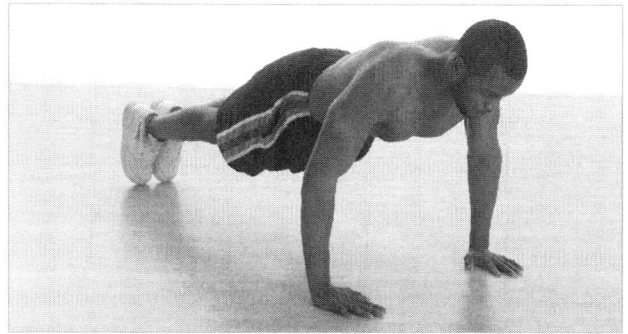

Ausgangsposition für den Einstiegstest

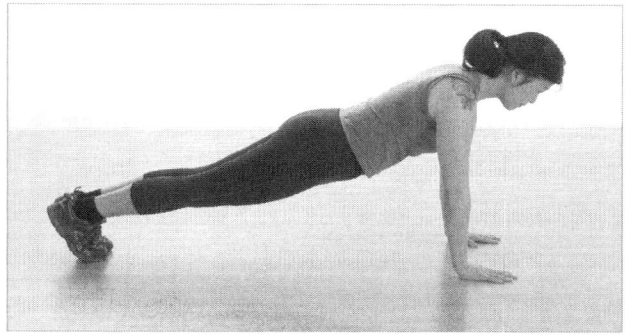

Halten Sie den Körper in einer Linie, spannen Sie die Bauchmuskeln fest an.

Wählen Sie einen geeigneten Untergrund, der eben und stabil genug ist. Setzen Sie die Füße nebeneinander auf, stützen Sie sich auf Fußballen und Hände und kommen Sie in die Liegestützposition. Die Hände sind etwa schulterbreit auseinander, etwas weiter als schulterbreit ist auch in Ordnung, wenn das für Sie bequemer ist. Die Arme sind fast gestreckt, die Ellenbogen jedoch nicht durchgestreckt. Achten Sie darauf, dass die Ellenbogen nicht seitlich über die Hände hinausragen. Die Füße stehen eng zusammen, die Finger zeigen nach vorn, der Nacken ist lang. Ihr Körper bildet jetzt eine gerade Linie von den Schultern bis zu den Fersen. Spannen Sie die Bauchmuskeln an und lassen Sie das Gesäß weder absenken, noch schieben Sie es nach oben. Ihr Rücken ist gerade und hängt nicht durch. Stellen Sie sich vor, Ihr ganzer Körper wäre ein Brett.

Senken Sie während des Einatmens Ihren Körper so weit ab, bis die Ellenbogen etwa einen 90-Grad-Winkel bilden und sich Ihre Brust wenige Zentimeter über dem Boden befindet. Halten Sie die Ellenbogen stets eng am Körper, das erhöht den Widerstand. Schauen Sie nach vorn auf den Boden, die Nasenspitze zeigt strikt geradeaus.

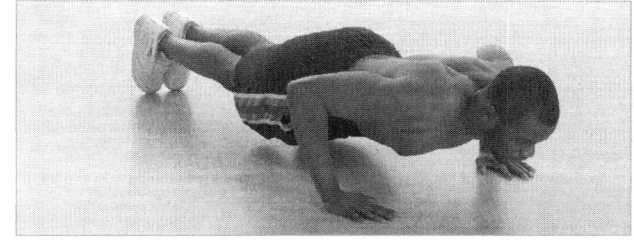

In der Endposition bilden die Ellenbogen einen 90-Grad-Winkel, die Brust befindet sich wenige Zentimeter über dem Boden.

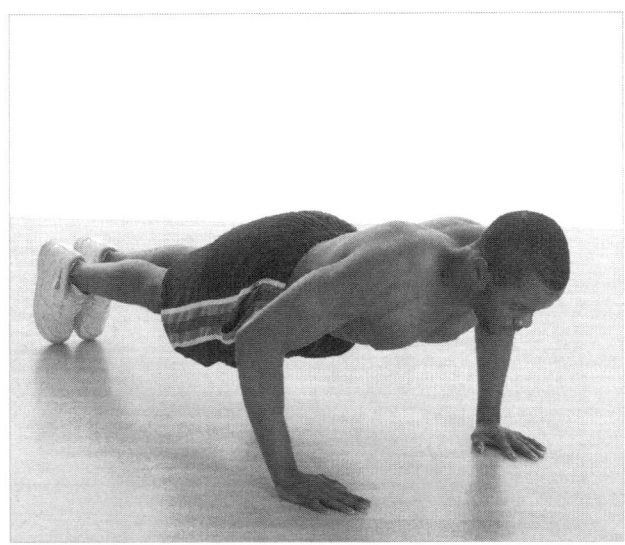

Drücken Sie sich aus Schultern, Brust und Trizeps nach oben.

Die Aufwärtsbewegung beginnt mit dem Ausatmen, dann drücken Sie sich aus den Ellenbogen heraus ab. Stellen Sie sich vor, Sie wollten den Boden nach unten drücken. Der Hauptantrieb kommt von der Schulter- und Brustmuskulatur. Außerdem spüren Sie die Kontraktion Ihres Trizeps (das ist der Muskel im hinteren Teil Ihres Oberarms). Drücken Sie sich weiter nach oben, bis die Arme fast gestreckt, aber nicht durchgestreckt sind.

Wiederholen Sie nun die Bewegung so oft, wie es Ihnen möglich ist. Gehen Sie auf keinen Fall über Ihre Schmerzgrenze hinaus! Sie riskieren sonst unnötig Verletzungen.

Achten Sie stets auf die Atmung: beim Absenken einatmen, beim Hochdrücken ausatmen. Halten Sie Ihren Atem niemals an. Das beeinträchtigt Ihre Leistungsfähigkeit und kann durch Sauerstoffmangel zu Schwindelgefühl oder sogar Ohnmacht führen.

Wenn Sie Ihr Maximum erreicht haben, ist der Test beendet. Hoffentlich haben Sie sich selbst überrascht und mehr Wiederholungen geschafft, als Sie erwartet hätten. Und wenn das nicht der Fall ist, ist das auch kein Problem, denn schließlich haben Sie genau aus diesem Grund mein Trainingsprogramm ausgewählt, oder? Sie sind hoffentlich weiterhin motiviert, um mit dem Sieben-Wochen-Programm zu starten Die folgende Tabelle zeigt Ihnen an, mit welchem Programm Sie nun beginnen können.

Anzahl	Trainingsprogramm
0	Beginnen Sie mit dem Vorprogramm (Seite 133)
1–3	Folgen Sie dem Plan für Einsteiger 1 (Seite 46)
4–6	Folgen Sie dem Plan für Einsteiger 2 (Seite 51)
7–12	Folgen Sie dem Plan für Fortgeschrittene 1 (Seite 56)
13–20	Folgen Sie dem Plan für Fortgeschrittene 2 (Seite 60)
21–25	Folgen Sie dem Plan für erfahrene Sportler 1 (Seite 64)
26+	Folgen Sie dem Plan für erfahrene Sportler 2 (Seite 68)

Wenn Sie nun gerne Ihre Leistungsfähigkeit mit anderen in Ihrem Alter vergleichen möchten, werfen Sie einen Blick auf die folgenden Tabellen. Nicht, dass diese Zahlen eine Auswirkung auf Ihr folgendes Training hätten, aber es ist gut zu wissen, wie Sie im Vergleich zu anderen abschneiden.

Männer

	unter 30 Jahre	30–39 Jahre	40–49 Jahre	50–59 Jahre	60 Jahre und älter
exzellent	51+	47+	40+	33+	28+
sehr gut	41–50	37–46	31–39	25–32	21–27
gut	31–40	27–36	22–30	17–24	13–20
durchschnittlich	21–30	17–26	13–21	9–16	5–12
schwach	0–20	0–16	0–12	0–8	0–4

Frauen

	unter 30 Jahre	30–39 Jahre	40–49 Jahre	50–59 Jahre	60 Jahre und älter
exzellent	41+	38+	31+	21+	16+
sehr gut	31–40	28–37	23–30	16–20	11–15
gut	21–30	19–27	15–22	11–15	6–10
durchschnittlich	11–20	9–18	7–14	5–10	3–5
schwach	0–10	0–8	0–6	0–4	0–2

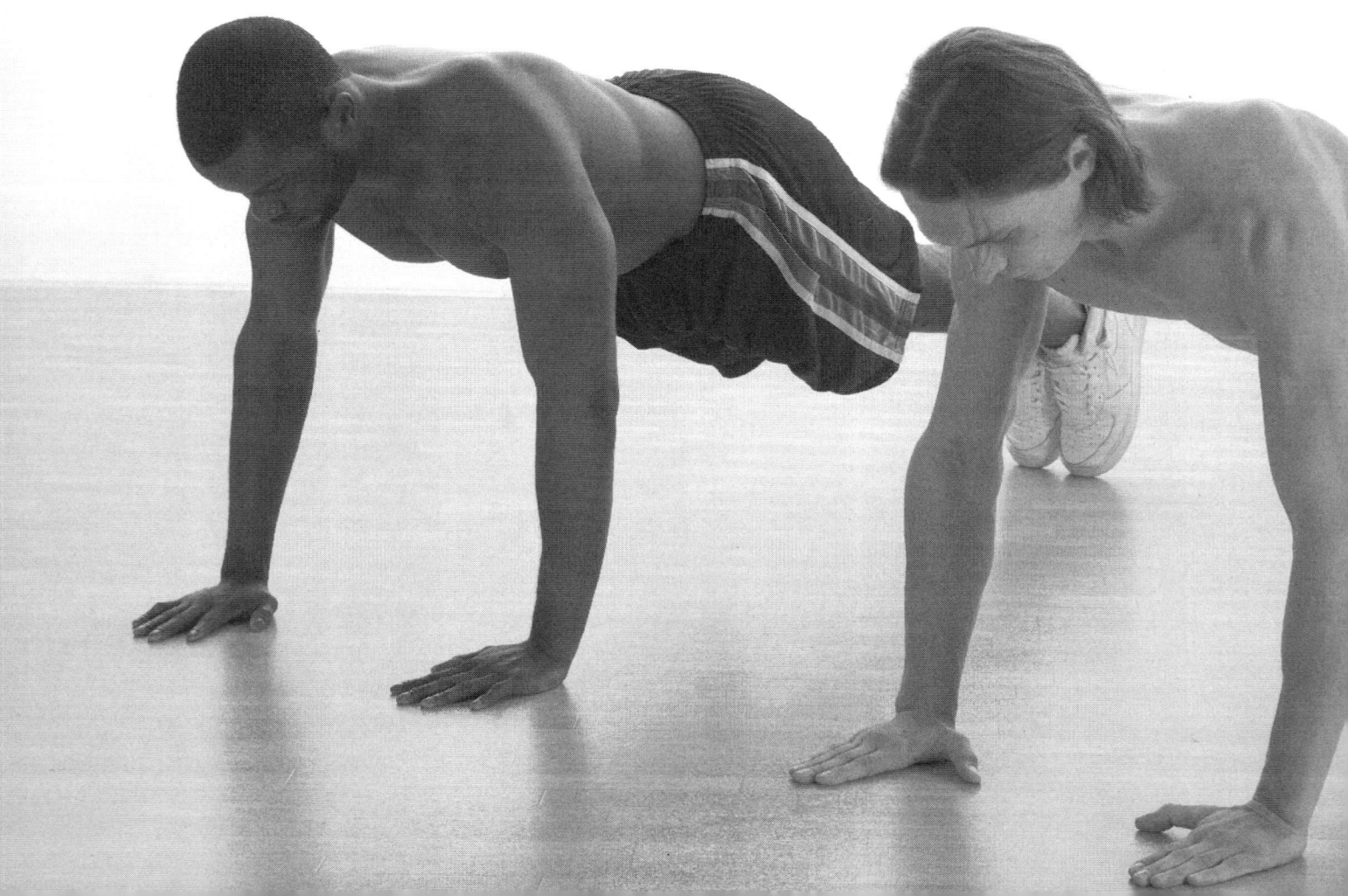

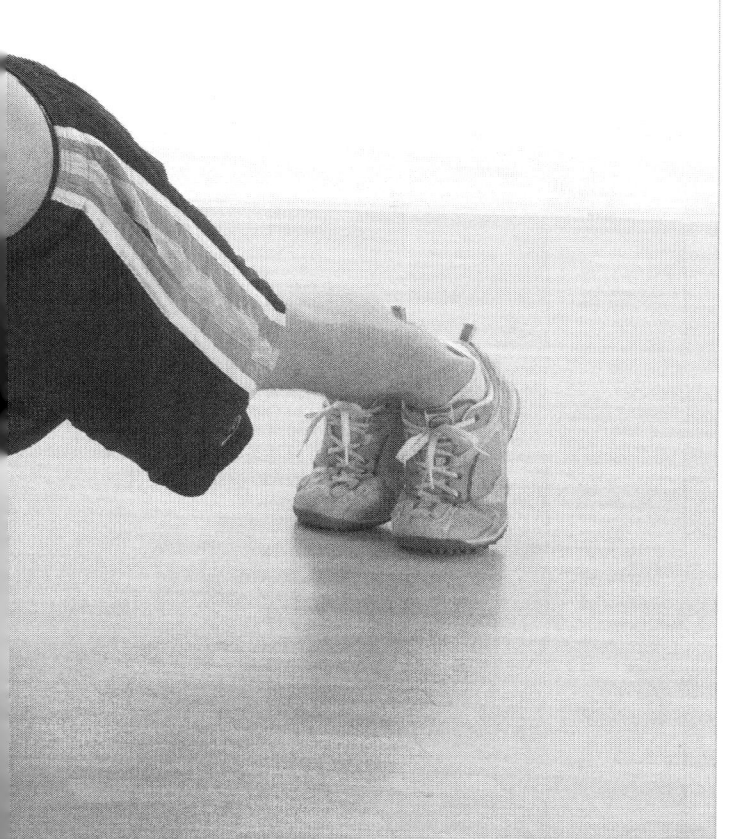

TEIL 2: DIE TRAININGS- PROGRAMME

Das 100-Liegestütze-Programm

Jedes der Liegestütz-Programme basiert auf einem Drei-Tages-Rhythmus pro Woche. Ich empfehle Ihnen, als Trainingstage Montag, Mittwoch und Freitag festzulegen, da diese Tage erfahrungsgemäß den meisten Menschen am besten passen. Natürlich können Sie auch andere Tage wählen, solange Sie Ihr Training innerhalb von sieben Tagen absolvieren. Es bleibt Ihnen überlassen, welchen Tag Sie sich für Ihren Trainingsstart aussuchen.

Damit Sie Ihren Trainingsfortschritt festhalten können, finden Sie im Anhang ab Seite 142 ein Trainingstagebuch. Wenn Sie mit anderen zusammen trainieren oder wenn Sie verschiedene Varianten des Liegestützes in Ihr Trainingsprogramm einbauen wollen, sollten Sie sich Kopien der beiden Tagebuchseiten machen.

Einsteiger 1

Woche 1		SATZ 1	SATZ 2	SATZ 3	SATZ 4	SATZ 5	SATZ 6	SATZ 7	SATZ 8	
Montag	aufwärmen	1	2	1	1	2+	—	—	—	dehnen
Dienstag					Ruhetag					
Mittwoch	aufwärmen	2	3	1	2	3+	—	—	—	dehnen
Donnerstag					Ruhetag					
Freitag	aufwärmen	3	4	3	3	4+	—	—	—	dehnen
Samstag					Ruhetag					
Sonntag					Ruhetag					
Woche 2		SATZ 1	SATZ 2	SATZ 3	SATZ 4	SATZ 5	SATZ 6	SATZ 7	SATZ 8	
Montag	aufwärmen	3	5	2	2	5+	—	—	—	dehnen
Dienstag					Ruhetag					
Mittwoch	aufwärmen	3	5	3	3	6+	—	—	—	dehnen
Donnerstag					Ruhetag					
Freitag	aufwärmen	4	5	5	5	7+	—	—	—	dehnen
Samstag					Ruhetag					
Sonntag					Ruhetag					

60 Sekunden Pause zwischen jedem Satz (wenn nötig, verlängern Sie die Pause)

Aufwärmen und Dehnen nicht vergessen! (Seite 114–132)

Anmerkung: Die Erholungs- und Ruhepausen sind ein zentraler Bestandteil des Trainingsprogramms und müssen, um maximalen Trainingsfortschritt zu erzielen, genau eingehalten werden.

Einsteiger 1

Woche 3		SATZ 1	SATZ 2	SATZ 3	SATZ 4	SATZ 5	SATZ 6	SATZ 7	SATZ 8	
Montag	aufwärmen	4	6	4	4	8+	—	—	—	dehnen
Dienstag					Ruhetag					
Mittwoch	aufwärmen	5	7	6	6	9+	—	—	—	dehnen
Donnerstag					Ruhetag					
Freitag	aufwärmen	6	9	7	7	10+	—	—	—	dehnen
Samstag					Ruhetag					
Sonntag					Ruhetag					

Woche 4		SATZ 1	SATZ 2	SATZ 3	SATZ 4	SATZ 5	SATZ 6	SATZ 7	SATZ 8	
Montag	aufwärmen	8	10	7	7	12+	—	—	—	dehnen
Dienstag					Ruhetag					
Mittwoch	aufwärmen	8	10	8	8	14+	—	—	—	dehnen
Donnerstag					Ruhetag					
Freitag	aufwärmen	9	11	9	9	16+	—	—	—	dehnen
Samstag					Ruhetag					
Sonntag					Ruhetag					

60 Sekunden Pause zwischen jedem Satz (wenn nötig, verlängern Sie die Pause)

Aufwärmen und Dehnen nicht vergessen! (Seite 114–132)

Anmerkung: Die Erholungs- und Ruhepausen sind ein zentraler Bestandteil des Trainingsprogramms und müssen, um maximalen Trainingsfortschritt zu erzielen, genau eingehalten werden.

Einsteiger 1

Woche 5		SATZ 1	SATZ 2	SATZ 3	SATZ 4	SATZ 5	SATZ 6	SATZ 7	SATZ 8	
Montag	aufwärmen	8	11	8	8	18+	—	—	—	dehnen
Dienstag		Ruhetag								
Mittwoch	aufwärmen	6	6	10	10	6	6	—	—	dehnen
Donnerstag		Ruhetag								
Freitag	aufwärmen	7	7	12	12	6	6	—	—	dehnen
Samstag		Ruhetag								
Sonntag		Ruhetag								
Woche 6		SATZ 1	SATZ 2	SATZ 3	SATZ 4	SATZ 5	SATZ 6	SATZ 7	SATZ 8	
Montag	aufwärmen	8	13	8	8	26+	—	—	—	dehnen
Dienstag		Ruhetag								
Mittwoch	aufwärmen	6	6	10	10	7	7	7	28+	dehnen
Donnerstag		Ruhetag								
Freitag	aufwärmen	8	8	12	12	8	8	8	30+	dehnen
Samstag		Ruhetag								
Sonntag		Ruhetag								

60 Sekunden Pause zwischen jedem Satz (wenn nötig, verlängern Sie die Pause)

Aufwärmen und Dehnen nicht vergessen! (Seite 114–132)

Anmerkung: Die Erholungs- und Ruhepausen sind ein zentraler Bestandteil des Trainingsprogramms und müssen, um maximalen Trainingsfortschritt zu erzielen, genau eingehalten werden.

Einsteiger 1

Woche 7		SATZ 1	SATZ 2	SATZ 3	SATZ 4	SATZ 5	SATZ 6	SATZ 7	SATZ 8	
Montag	aufwärmen	10	15	10	10	33+	—	—	—	dehnen
Dienstag					Ruhetag					
Mittwoch	aufwärmen	8	8	12	12	8	8	8	36+	dehnen
Donnerstag					Ruhetag					
Freitag	aufwärmen	10	10	14	14	10	10	10	40+	dehnen
Samstag					Ruhetag					
Sonntag					Ruhetag					
Woche 8		SATZ 1	SATZ 2	SATZ 3	SATZ 4	SATZ 5	SATZ 6	SATZ 7	SATZ 8	
Montag	aufwärmen	12	16	12	12	45+	—	—	—	dehnen
Dienstag					Ruhetag					
Mittwoch	aufwärmen	9	9	13	13	9	9	9	50+	dehnen
Donnerstag					Ruhetag					
Freitag	aufwärmen	11	11	15	15	11	11	11	55+	dehnen
Samstag					Ruhetag					
Sonntag					Ruhetag					

60 Sekunden Pause zwischen jedem Satz (wenn nötig, verlängern Sie die Pause)

Aufwärmen und Dehnen nicht vergessen! (Seite 114–132)

Anmerkung: Die Erholungs- und Ruhepausen sind ein zentraler Bestandteil des Trainingsprogramms und müssen, um maximalen Trainingsfortschritt zu erzielen, genau eingehalten werden.

Einsteiger 1

Woche 9		SATZ 1	SATZ 2	SATZ 3	SATZ 4	SATZ 5	SATZ 6	SATZ 7	SATZ 8	
Montag	aufwärmen	13	18	13	13	50+	—	—	—	dehnen
Dienstag	Ruhetag									
Mittwoch	aufwärmen	10	10	15	15	10	10	10	55+	dehnen
Donnerstag	Ruhetag									
Freitag	aufwärmen	12	12	16	16	12	12	12	60+	dehnen
Samstag	Ruhetag									
Sonntag	Ruhetag									
Woche 10		SATZ 1	SATZ 2	SATZ 3	SATZ 4	SATZ 5	SATZ 6	SATZ 7	SATZ 8	
Montag	aufwärmen	15	20	15	15	50+	—	—	—	dehnen
Dienstag	Ruhetag									
Mittwoch	aufwärmen	12	12	16	16	13	13	13	55+	dehnen
Donnerstag	Ruhetag									
Freitag	aufwärmen	13	13	18	18	13	13	13	60+	dehnen
Samstag	Ruhetag									
Sonntag	Ruhetag									

60 Sekunden Pause zwischen jedem Satz (wenn nötig, verlängern Sie die Pause)

Aufwärmen und Dehnen nicht vergessen! (Seite 114–132)

Anmerkung: Die Erholungs- und Ruhepausen sind ein zentraler Bestandteil des Trainingsprogramms und müssen, um maximalen Trainingsfortschritt zu erzielen, genau eingehalten werden.

Einsteiger 2

Woche 1		SATZ 1	SATZ 2	SATZ 3	SATZ 4	SATZ 5	SATZ 6	SATZ 7	SATZ 8	
Montag	aufwärmen	2	3	2	2	3+	—	—	—	dehnen
Dienstag					Ruhetag					
Mittwoch	aufwärmen	3	4	2	3	4+	—	—	—	dehnen
Donnerstag					Ruhetag					
Freitag	aufwärmen	4	5	4	4	5+	—	—	—	dehnen
Samstag					Ruhetag					
Sonntag					Ruhetag					

Woche 2		SATZ 1	SATZ 2	SATZ 3	SATZ 4	SATZ 5	SATZ 6	SATZ 7	SATZ 8	
Montag	aufwärmen	4	6	4	4	7+	—	—	—	dehnen
Dienstag					Ruhetag					
Mittwoch	aufwärmen	5	7	5	5	8+	—	—	—	dehnen
Donnerstag					Ruhetag					
Freitag	aufwärmen	6	8	6	6	9+	—	—	—	dehnen
Samstag					Ruhetag					
Sonntag					Ruhetag					

60 Sekunden Pause zwischen jedem Satz (wenn nötig, verlängern Sie die Pause)

Aufwärmen und Dehnen nicht vergessen! (Seite 114–132)

Anmerkung: Die Erholungs- und Ruhepausen sind ein zentraler Bestandteil des Trainingsprogramms und müssen, um maximalen Trainingsfortschritt zu erzielen, genau eingehalten werden.

Einsteiger 2

Woche 3		SATZ 1	SATZ 2	SATZ 3	SATZ 4	SATZ 5	SATZ 6	SATZ 7	SATZ 8	
Montag	aufwärmen	6	8	6	6	9+	—	—	—	dehnen
Dienstag					Ruhetag					
Mittwoch	aufwärmen	7	10	8	8	11+	—	—	—	dehnen
Donnerstag					Ruhetag					
Freitag	aufwärmen	8	12	9	9	13+	—	—	—	dehnen
Samstag					Ruhetag					
Sonntag					Ruhetag					
Woche 4		SATZ 1	SATZ 2	SATZ 3	SATZ 4	SATZ 5	SATZ 6	SATZ 7	SATZ 8	
Montag	aufwärmen	9	12	9	9	15+	—	—	—	dehnen
Dienstag					Ruhetag					
Mittwoch	aufwärmen	10	13	10	10	17+	—	—	—	dehnen
Donnerstag					Ruhetag					
Freitag	aufwärmen	11	14	11	11	19+	—	—	—	dehnen
Samstag					Ruhetag					
Sonntag					Ruhetag					

60 Sekunden Pause zwischen jedem Satz (wenn nötig, verlängern Sie die Pause)

Aufwärmen und Dehnen nicht vergessen! (Seite 114–132)

Anmerkung: Die Erholungs- und Ruhepausen sind ein zentraler Bestandteil des Trainingsprogramms und müssen, um maximalen Trainingsfortschritt zu erzielen, genau eingehalten werden.

Einsteiger 2

Woche 5		SATZ 1	SATZ 2	SATZ 3	SATZ 4	SATZ 5	SATZ 6	SATZ 7	SATZ 8	
Montag	aufwärmen	9	14	10	10	20+	—	—	—	dehnen
Dienstag					Ruhetag					
Mittwoch	aufwärmen	7	7	12	12	7	7	25+	—	dehnen
Donnerstag					Ruhetag					
Freitag	aufwärmen	8	8	14	14	8	8	30+	—	dehnen
Samstag					Ruhetag					
Sonntag					Ruhetag					
Woche 6		SATZ 1	SATZ 2	SATZ 3	SATZ 4	SATZ 5	SATZ 6	SATZ 7	SATZ 8	
Montag	aufwärmen	10	15	10	10	30+	—	—	—	dehnen
Dienstag					Ruhetag					
Mittwoch	aufwärmen	8	8	12	12	9	9	9	35+	dehnen
Donnerstag					Ruhetag					
Freitag	aufwärmen	10	10	14	14	10	10	10	40+	dehnen
Samstag					Ruhetag					
Sonntag					Ruhetag					

60 Sekunden Pause zwischen jedem Satz (wenn nötig, verlängern Sie die Pause)

Aufwärmen und Dehnen nicht vergessen! (Seite 114–132)

Anmerkung: Die Erholungs- und Ruhepausen sind ein zentraler Bestandteil des Trainingsprogramms und müssen, um maximalen Trainingsfortschritt zu erzielen, genau eingehalten werden.

Einsteiger 2

Woche 7		SATZ 1	SATZ 2	SATZ 3	SATZ 4	SATZ 5	SATZ 6	SATZ 7	SATZ 8	
Montag	aufwärmen	12	17	12	12	40+	—	—	—	dehnen
Dienstag					Ruhetag					
Mittwoch	aufwärmen	10	10	14	14	10	10	11	45+	dehnen
Donnerstag					Ruhetag					
Freitag	aufwärmen	12	12	16	16	12	12	12	50+	dehnen
Samstag					Ruhetag					
Sonntag					Ruhetag					
Woche 8		SATZ 1	SATZ 2	SATZ 3	SATZ 4	SATZ 5	SATZ 6	SATZ 7	SATZ 8	
Montag	aufwärmen	13	18	13	13	50+	—	—	—	dehnen
Dienstag					Ruhetag					
Mittwoch	aufwärmen	11	11	15	15	11	11	11	55+	dehnen
Donnerstag					Ruhetag					
Freitag	aufwärmen	13	13	17	17	13	13	13	60+	dehnen
Samstag					Ruhetag					
Sonntag					Ruhetag					

60 Sekunden Pause zwischen jedem Satz (wenn nötig, verlängern Sie die Pause)

Aufwärmen und Dehnen nicht vergessen! (Seite 114–132)

Anmerkung: Die Erholungs- und Ruhepausen sind ein zentraler Bestandteil des Trainingsprogramms und müssen, um maximalen Trainingsfortschritt zu erzielen, genau eingehalten werden.

Einsteiger 2

Woche 9		SATZ 1	SATZ 2	SATZ 3	SATZ 4	SATZ 5	SATZ 6	SATZ 7	SATZ 8	
Montag	aufwärmen	14	20	14	14	50+	—	—	—	dehnen
Dienstag		Ruhetag								
Mittwoch	aufwärmen	12	12	17	17	12	12	12	55+	dehnen
Donnerstag		Ruhetag								
Freitag	aufwärmen	14	14	18	18	14	14	14	60+	dehnen
Samstag		Ruhetag								
Sonntag		Ruhetag								
Woche 10		SATZ 1	SATZ 2	SATZ 3	SATZ 4	SATZ 5	SATZ 6	SATZ 7	SATZ 8	
Montag	aufwärmen	16	24	16	16	50+	—	—	—	dehnen
Dienstag		Ruhetag								
Mittwoch	aufwärmen	14	14	19	19	14	14	14	55+	dehnen
Donnerstag		Ruhetag								
Freitag	aufwärmen	16	16	20	20	16	16	16	60+	dehnen
Samstag		Ruhetag								
Sonntag		Ruhetag								

60 Sekunden Pause zwischen jedem Satz (wenn nötig, verlängern Sie die Pause)

Aufwärmen und Dehnen nicht vergessen! (Seite 114–132)

Anmerkung: Die Erholungs- und Ruhepausen sind ein zentraler Bestandteil des Trainingsprogramms und müssen, um maximalen Trainingsfortschritt zu erzielen, genau eingehalten werden.

Fortgeschrittene 1

Woche 1		SATZ 1	SATZ 2	SATZ 3	SATZ 4	SATZ 5	SATZ 6	SATZ 7	SATZ 8	
Montag	aufwärmen	4	6	4	4	5+	—	—	—	dehnen
Dienstag					Ruhetag					
Mittwoch	aufwärmen	6	8	6	6	7+	—	—	—	dehnen
Donnerstag					Ruhetag					
Freitag	aufwärmen	7	10	7	7	9+	—	—	—	dehnen
Samstag					Ruhetag					
Sonntag					Ruhetag					
Woche 2		SATZ 1	SATZ 2	SATZ 3	SATZ 4	SATZ 5	SATZ 6	SATZ 7	SATZ 8	
Montag	aufwärmen	7	9	7	7	10+	—	—	—	dehnen
Dienstag					Ruhetag					
Mittwoch	aufwärmen	8	10	8	8	11+	—	—	—	dehnen
Donnerstag					Ruhetag					
Freitag	aufwärmen	9	11	9	9	12+	—	—	—	dehnen
Samstag					Ruhetag					
Sonntag					Ruhetag					

60 Sekunden Pause zwischen jedem Satz (wenn nötig, verlängern Sie die Pause)

Aufwärmen und Dehnen nicht vergessen! (Seite 114–132)

Anmerkung: Die Erholungs- und Ruhepausen sind ein zentraler Bestandteil des Trainingsprogramms und müssen, um maximalen Trainingsfortschritt zu erzielen, genau eingehalten werden.

Fortgeschrittene 1

Woche 3		SATZ 1	SATZ 2	SATZ 3	SATZ 4	SATZ 5	SATZ 6	SATZ 7	SATZ 8	
Montag	aufwärmen	9	12	9	9	14+	—	—	—	dehnen
Dienstag					Ruhetag					
Mittwoch	aufwärmen	10	13	10	10	16+	—	—	—	dehnen
Donnerstag					Ruhetag					
Freitag	aufwärmen	11	14	12	12	18+	—	—	—	dehnen
Samstag					Ruhetag					
Sonntag					Ruhetag					
Woche 4		SATZ 1	SATZ 2	SATZ 3	SATZ 4	SATZ 5	SATZ 6	SATZ 7	SATZ 8	
Montag	aufwärmen	12	15	12	12	18+	—	—	—	dehnen
Dienstag					Ruhetag					
Mittwoch	aufwärmen	14	16	14	14	19+	—	—	—	dehnen
Donnerstag					Ruhetag					
Freitag	aufwärmen	15	17	15	15	22+	—	—	—	dehnen
Samstag					Ruhetag					
Sonntag					Ruhetag					

60 Sekunden Pause zwischen jedem Satz (wenn nötig, verlängern Sie die Pause)

Aufwärmen und Dehnen nicht vergessen! (Seite 114–132)

Anmerkung: Die Erholungs- und Ruhepausen sind ein zentraler Bestandteil des Trainingsprogramms und müssen, um maximalen Trainingsfortschritt zu erzielen, genau eingehalten werden.

Fortgeschrittene 1

Woche 5		SATZ 1	SATZ 2	SATZ 3	SATZ 4	SATZ 5	SATZ 6	SATZ 7	SATZ 8	
Montag	aufwärmen	16	20	16	15	26+	—	—	—	dehnen
Dienstag					Ruhetag					
Mittwoch	aufwärmen	10	10	16	16	10	10	31+	—	dehnen
Donnerstag					Ruhetag					
Freitag	aufwärmen	11	11	16	16	11	11	37+	—	dehnen
Samstag					Ruhetag					
Sonntag					Ruhetag					
Woche 6		SATZ 1	SATZ 2	SATZ 3	SATZ 4	SATZ 5	SATZ 6	SATZ 7	SATZ 8	
Montag	aufwärmen	12	12	22	22	40+	—	—	—	dehnen
Dienstag					Ruhetag					
Mittwoch	aufwärmen	14	14	18	18	14	14	44+	—	dehnen
Donnerstag					Ruhetag					
Freitag	aufwärmen	16	16	22	22	16	16	48+	—	dehnen
Samstag					Ruhetag					
Sonntag					Ruhetag					

60 Sekunden Pause zwischen jedem Satz (wenn nötig, verlängern Sie die Pause)

Aufwärmen und Dehnen nicht vergessen! (Seite 114–132)

Anmerkung: Die Erholungs- und Ruhepausen sind ein zentraler Bestandteil des Trainingsprogramms und müssen, um maximalen Trainingsfortschritt zu erzielen, genau eingehalten werden.

Fortgeschrittene 1

Woche 7		SATZ 1	SATZ 2	SATZ 3	SATZ 4	SATZ 5	SATZ 6	SATZ 7	SATZ 8	
Montag	aufwärmen	14	20	19	20	50+	—	—	—	dehnen
Dienstag					Ruhetag					
Mittwoch	aufwärmen	18	18	20	20	16	16	16	55+	dehnen
Donnerstag					Ruhetag					
Freitag	aufwärmen	20	20	22	22	18	18	18	60+	dehnen
Samstag					Ruhetag					
Sonntag					Ruhetag					

60 Sekunden Pause zwischen jedem Satz (wenn nötig, verlängern Sie die Pause)

Aufwärmen und Dehnen nicht vergessen! (Seite 114–132)

Anmerkung: Die Erholungs- und Ruhepausen sind ein zentraler Bestandteil des Trainingsprogramms und müssen, um maximalen Trainingsfortschritt zu erzielen, genau eingehalten werden.

Fortgeschrittene 2

Woche 1		SATZ 1	SATZ 2	SATZ 3	SATZ 4	SATZ 5	SATZ 6	SATZ 7	SATZ 8	
Montag	aufwärmen	6	8	6	6	7+	—	—	—	dehnen
Dienstag					Ruhetag					
Mittwoch	aufwärmen	8	10	8	8	9+	—	—	—	dehnen
Donnerstag					Ruhetag					
Freitag	aufwärmen	9	12	9	9	11+	—	—	—	dehnen
Samstag					Ruhetag					
Sonntag					Ruhetag					
Woche 2		SATZ 1	SATZ 2	SATZ 3	SATZ 4	SATZ 5	SATZ 6	SATZ 7	SATZ 8	
Montag	aufwärmen	9	11	9	9	12+	—	—	—	dehnen
Dienstag					Ruhetag					
Mittwoch	aufwärmen	10	12	10	10	13+	—	—	—	dehnen
Donnerstag					Ruhetag					
Freitag	aufwärmen	11	13	11	11	14+	—	—	—	dehnen
Samstag					Ruhetag					
Sonntag					Ruhetag					

60 Sekunden Pause zwischen jedem Satz (wenn nötig, verlängern Sie die Pause)

Aufwärmen und Dehnen nicht vergessen! (Seite 114–132)

Anmerkung: Die Erholungs- und Ruhepausen sind ein zentraler Bestandteil des Trainingsprogramms und müssen, um maximalen Trainingsfortschritt zu erzielen, genau eingehalten werden.

Fortgeschrittene 2

Woche 3		SATZ 1	SATZ 2	SATZ 3	SATZ 4	SATZ 5	SATZ 6	SATZ 7	SATZ 8	
Montag	aufwärmen	11	14	11	11	16+	—	—	—	dehnen
Dienstag					Ruhetag					
Mittwoch	aufwärmen	12	15	12	12	18+	—	—	—	dehnen
Donnerstag					Ruhetag					
Freitag	aufwärmen	13	16	14	14	20+	—	—	—	dehnen
Samstag					Ruhetag					
Sonntag					Ruhetag					

Woche 4		SATZ 1	SATZ 2	SATZ 3	SATZ 4	SATZ 5	SATZ 6	SATZ 7	SATZ 8	
Montag	aufwärmen	14	17	14	14	20+	—	—	—	dehnen
Dienstag					Ruhetag					
Mittwoch	aufwärmen	16	18	16	16	21+	—	—	—	dehnen
Donnerstag					Ruhetag					
Freitag	aufwärmen	17	19	17	17	24+	—	—	—	dehnen
Samstag					Ruhetag					
Sonntag					Ruhetag					

60 Sekunden Pause zwischen jedem Satz (wenn nötig, verlängern Sie die Pause)

Aufwärmen und Dehnen nicht vergessen! (Seite 114–132)

Anmerkung: Die Erholungs- und Ruhepausen sind ein zentraler Bestandteil des Trainingsprogramms und müssen, um maximalen Trainingsfortschritt zu erzielen, genau eingehalten werden.

Fortgeschrittene 2

Woche 5		SATZ 1	SATZ 2	SATZ 3	SATZ 4	SATZ 5	SATZ 6	SATZ 7	SATZ 8	
Montag	aufwärmen	18	22	18	18	28+	—	—	—	dehnen
Dienstag					Ruhetag					
Mittwoch	aufwärmen	12	12	18	18	12	12	33+	—	dehnen
Donnerstag					Ruhetag					
Freitag	aufwärmen	13	13	18	18	13	13	39+	—	dehnen
Samstag					Ruhetag					
Sonntag					Ruhetag					
Woche 6		SATZ 1	SATZ 2	SATZ 3	SATZ 4	SATZ 5	SATZ 6	SATZ 7	SATZ 8	
Montag	aufwärmen	14	14	24	24	42+	—	—	—	dehnen
Dienstag					Ruhetag					
Mittwoch	aufwärmen	16	16	20	20	16	16	46+	—	dehnen
Donnerstag					Ruhetag					
Freitag	aufwärmen	18	18	24	24	18	18	50+	—	dehnen
Samstag					Ruhetag					
Sonntag					Ruhetag					

60 Sekunden Pause zwischen jedem Satz (wenn nötig, verlängern Sie die Pause)

Aufwärmen und Dehnen nicht vergessen! (Seite 114–132)

Anmerkung: Die Erholungs- und Ruhepausen sind ein zentraler Bestandteil des Trainingsprogramms und müssen, um maximalen Trainingsfortschritt zu erzielen, genau eingehalten werden.

Fortgeschrittene 2

Woche 7		SATZ 1	SATZ 2	SATZ 3	SATZ 4	SATZ 5	SATZ 6	SATZ 7	SATZ 8	
Montag	aufwärmen	16	18	21	22	50+	—	—	—	dehnen
Dienstag					Ruhetag					
Mittwoch	aufwärmen	20	20	22	22	18	18	18	55+	dehnen
Donnerstag					Ruhetag					
Freitag	aufwärmen	22	22	24	24	20	20	20	60+	dehnen
Samstag					Ruhetag					
Sonntag					Ruhetag					

60 Sekunden Pause zwischen jedem Satz (wenn nötig, verlängern Sie die Pause)

Aufwärmen und Dehnen nicht vergessen! (Seite 114–132)

Anmerkung: Die Erholungs- und Ruhepausen sind ein zentraler Bestandteil des Trainingsprogramms und müssen, um maximalen Trainingsfortschritt zu erzielen, genau eingehalten werden.

Erfahrene Sportler 1

Woche 1		SATZ 1	SATZ 2	SATZ 3	SATZ 4	SATZ 5	SATZ 6	SATZ 7	SATZ 8	
Montag	aufwärmen	11	13	8	8	10+	—	—	—	dehnen
Dienstag					Ruhetag					
Mittwoch	aufwärmen	11	13	9	9	13+	—	—	—	dehnen
Donnerstag					Ruhetag					
Freitag	aufwärmen	12	14	10	10	14+	—	—	—	dehnen
Samstag					Ruhetag					
Sonntag					Ruhetag					
Woche 2		SATZ 1	SATZ 2	SATZ 3	SATZ 4	SATZ 5	SATZ 6	SATZ 7	SATZ 8	
Montag	aufwärmen	10	13	10	10	14+	—	—	—	dehnen
Dienstag					Ruhetag					
Mittwoch	aufwärmen	12	15	11	11	16+	—	—	—	dehnen
Donnerstag					Ruhetag					
Freitag	aufwärmen	14	17	12	12	18+	—	—	—	dehnen
Samstag					Ruhetag					
Sonntag					Ruhetag					

60 Sekunden Pause zwischen jedem Satz (wenn nötig, verlängern Sie die Pause)

Aufwärmen und Dehnen nicht vergessen! (Seite 114–132)

Anmerkung: Die Erholungs- und Ruhepausen sind ein zentraler Bestandteil des Trainingsprogramms und müssen, um maximalen Trainingsfortschritt zu erzielen, genau eingehalten werden.

Erfahrene Sportler 1

Woche 3		SATZ 1	SATZ 2	SATZ 3	SATZ 4	SATZ 5	SATZ 6	SATZ 7	SATZ 8	
Montag	aufwärmen	12	15	10	10	17+	—	—	—	dehnen
Dienstag					Ruhetag					
Mittwoch	aufwärmen	14	17	12	12	19+	—	—	—	dehnen
Donnerstag					Ruhetag					
Freitag	aufwärmen	16	20	14	14	21+	—	—	—	dehnen
Samstag					Ruhetag					
Sonntag					Ruhetag					
Woche 4		SATZ 1	SATZ 2	SATZ 3	SATZ 4	SATZ 5	SATZ 6	SATZ 7	SATZ 8	
Montag	aufwärmen	13	17	13	13	19+	—	—	—	dehnen
Dienstag					Ruhetag					
Mittwoch	aufwärmen	19	20	14	14	24+	—	—	—	dehnen
Donnerstag					Ruhetag					
Freitag	aufwärmen	21	24	19	19	28+	—	—	—	dehnen
Samstag					Ruhetag					
Sonntag					Ruhetag					

60 Sekunden Pause zwischen jedem Satz (wenn nötig, verlängern Sie die Pause)

Aufwärmen und Dehnen nicht vergessen! (Seite 114–132)

Anmerkung: Die Erholungs- und Ruhepausen sind ein zentraler Bestandteil des Trainingsprogramms und müssen, um maximalen Trainingsfortschritt zu erzielen, genau eingehalten werden.

Erfahrene Sportler 1

Woche 5		SATZ 1	SATZ 2	SATZ 3	SATZ 4	SATZ 5	SATZ 6	SATZ 7	SATZ 8	
Montag	aufwärmen	19	25	21	21	31+	—	—	—	dehnen
Dienstag					Ruhetag					
Mittwoch	aufwärmen	13	13	19	19	13	13	34+	—	dehnen
Donnerstag					Ruhetag					
Freitag	aufwärmen	13	13	20	20	13	13	36+	—	dehnen
Samstag					Ruhetag					
Sonntag					Ruhetag					
Woche 6		SATZ 1	SATZ 2	SATZ 3	SATZ 4	SATZ 5	SATZ 6	SATZ 7	SATZ 8	
Montag	aufwärmen	17	27	23	23	41+	—	—	—	dehnen
Dienstag					Ruhetag					
Mittwoch	aufwärmen	17	17	23	23	18	18	45+	—	dehnen
Donnerstag					Ruhetag					
Freitag	aufwärmen	19	19	25	25	20	20	49+	—	dehnen
Samstag					Ruhetag					
Sonntag					Ruhetag					

60 Sekunden Pause zwischen jedem Satz (wenn nötig, verlängern Sie die Pause)

Aufwärmen und Dehnen nicht vergessen! (Seite 114–132)

Anmerkung: Die Erholungs- und Ruhepausen sind ein zentraler Bestandteil des Trainingsprogramms und müssen, um maximalen Trainingsfortschritt zu erzielen, genau eingehalten werden.

Erfahrene Sportler 1

Woche 7		SATZ 1	SATZ 2	SATZ 3	SATZ 4	SATZ 5	SATZ 6	SATZ 7	SATZ 8	
Montag	aufwärmen	19	31	25	25	50+	—	—	—	dehnen
Dienstag	Ruhetag									
Mittwoch	aufwärmen	19	19	23	23	19	19	22	55+	dehnen
Donnerstag	Ruhetag									
Freitag	aufwärmen	23	23	30	30	25	25	23	60+	dehnen
Samstag	Ruhetag									
Sonntag	Ruhetag									

60 Sekunden Pause zwischen jedem Satz (wenn nötig, verlängern Sie die Pause)

Aufwärmen und Dehnen nicht vergessen! (Seite 114–132)

Anmerkung: Die Erholungs- und Ruhepausen sind ein zentraler Bestandteil des Trainingsprogramms und müssen, um maximalen Trainingsfortschritt zu erzielen, genau eingehalten werden.

Erfahrene Sportler 2

Woche 1		SATZ 1	SATZ 2	SATZ 3	SATZ 4	SATZ 5	SATZ 6	SATZ 7	SATZ 8	
Montag	aufwärmen	13	15	10	10	12+	—	—	—	dehnen
Dienstag					Ruhetag					
Mittwoch	aufwärmen	13	15	11	11	15+	—	—	—	dehnen
Donnerstag					Ruhetag					
Freitag	aufwärmen	14	16	12	12	16+	—	—	—	dehnen
Samstag					Ruhetag					
Sonntag					Ruhetag					
Woche 2		SATZ 1	SATZ 2	SATZ 3	SATZ 4	SATZ 5	SATZ 6	SATZ 7	SATZ 8	
Montag	aufwärmen	12	15	12	12	16+	—	—	—	dehnen
Dienstag					Ruhetag					
Mittwoch	aufwärmen	14	17	13	13	18+	—	—	—	dehnen
Donnerstag					Ruhetag					
Freitag	aufwärmen	16	19	14	14	20+	—	—	—	dehnen
Samstag					Ruhetag					
Sonntag					Ruhetag					

60 Sekunden Pause zwischen jedem Satz (wenn nötig, verlängern Sie die Pause)

Aufwärmen und Dehnen nicht vergessen! (Seite 114–132)

Anmerkung: Die Erholungs- und Ruhepausen sind ein zentraler Bestandteil des Trainingsprogramms und müssen, um maximalen Trainingsfortschritt zu erzielen, genau eingehalten werden.

Erfahrene Sportler 2

Woche 3		SATZ 1	SATZ 2	SATZ 3	SATZ 4	SATZ 5	SATZ 6	SATZ 7	SATZ 8	
Montag	aufwärmen	12	15	10	10	19+	—	—	—	dehnen
Dienstag					Ruhetag					
Mittwoch	aufwärmen	14	17	12	12	21+	—	—	—	dehnen
Donnerstag					Ruhetag					
Freitag	aufwärmen	16	20	14	14	23+	—	—	—	dehnen
Samstag					Ruhetag					
Sonntag					Ruhetag					
Woche 4		SATZ 1	SATZ 2	SATZ 3	SATZ 4	SATZ 5	SATZ 6	SATZ 7	SATZ 8	
Montag	aufwärmen	15	19	15	15	21+	—	—	—	dehnen
Dienstag					Ruhetag					
Mittwoch	aufwärmen	21	23	16	16	26+	—	—	—	dehnen
Donnerstag					Ruhetag					
Freitag	aufwärmen	23	27	21	21	30+	—	—	—	dehnen
Samstag					Ruhetag					
Sonntag					Ruhetag					

60 Sekunden Pause zwischen jedem Satz (wenn nötig, verlängern Sie die Pause)

Aufwärmen und Dehnen nicht vergessen! (Seite 114–132)

Anmerkung: Die Erholungs- und Ruhepausen sind ein zentraler Bestandteil des Trainingsprogramms und müssen, um maximalen Trainingsfortschritt zu erzielen, genau eingehalten werden.

Erfahrene Sportler 2

Woche 5		SATZ 1	SATZ 2	SATZ 3	SATZ 4	SATZ 5	SATZ 6	SATZ 7	SATZ 8	
Montag	aufwärmen	21	27	23	23	33+	—	—	—	dehnen
Dienstag					Ruhetag					
Mittwoch	aufwärmen	15	15	21	21	15	15	36+	—	dehnen
Donnerstag					Ruhetag					
Freitag	aufwärmen	15	15	22	22	15	15	38+	—	dehnen
Samstag					Ruhetag					
Sonntag					Ruhetag					
Woche 6		SATZ 1	SATZ 2	SATZ 3	SATZ 4	SATZ 5	SATZ 6	SATZ 7	SATZ 8	
Montag	aufwärmen	18	28	24	24	42+	—	—	—	dehnen
Dienstag					Ruhetag					
Mittwoch	aufwärmen	18	18	24	24	19	19	46+	—	dehnen
Donnerstag					Ruhetag					
Freitag	aufwärmen	20	20	26	26	21	21	50+	—	dehnen
Samstag					Ruhetag					
Sonntag					Ruhetag					

60 Sekunden Pause zwischen jedem Satz (wenn nötig, verlängern Sie die Pause)

Aufwärmen und Dehnen nicht vergessen! (Seite 114–132)

Anmerkung: Die Erholungs- und Ruhepausen sind ein zentraler Bestandteil des Trainingsprogramms und müssen, um maximalen Trainingsfortschritt zu erzielen, genau eingehalten werden.

Erfahrene Sportler 2

Woche 7		SATZ 1	SATZ 2	SATZ 3	SATZ 4	SATZ 5	SATZ 6	SATZ 7	SATZ 8	
Montag	aufwärmen	20	32	26	26	50+	—	—	—	dehnen
Dienstag					Ruhetag					
Mittwoch	aufwärmen	20	20	24	24	20	20	23	55+	dehnen
Donnerstag					Ruhetag					
Freitag	aufwärmen	24	24	31	31	26	26	24	60+	dehnen
Samstag					Ruhetag					
Sonntag					Ruhetag					

60 Sekunden Pause zwischen jedem Satz (wenn nötig, verlängern Sie die Pause)

Aufwärmen und Dehnen nicht vergessen! (Seite 114–132)

Anmerkung: Die Erholungs- und Ruhepausen sind ein zentraler Bestandteil des Trainingsprogramms und müssen, um maximalen Trainingsfortschritt zu erzielen, genau eingehalten werden.

Halten Sie die Form

Sie haben also die Challenge von 100 Liegestützen in Folge erfolgreich bestanden. Sie sind jetzt bestimmt mächtig stolz auf sich – zu Recht, denn Sie haben schließlich hart dafür trainiert. Ich traue mich auch zu wetten, dass Sie ebenfalls schon einige sichtbare Veränderungen an Ihrem Körper festgestellt haben: Ihre Brust ist definierter, die Schultern sind breiter und Ihre Arme toll geformt und kräftig, Ihre Bauchmuskeln sind fester, Sie haben eine aufrechtere Haltung und sprühen nur so vor Energie.

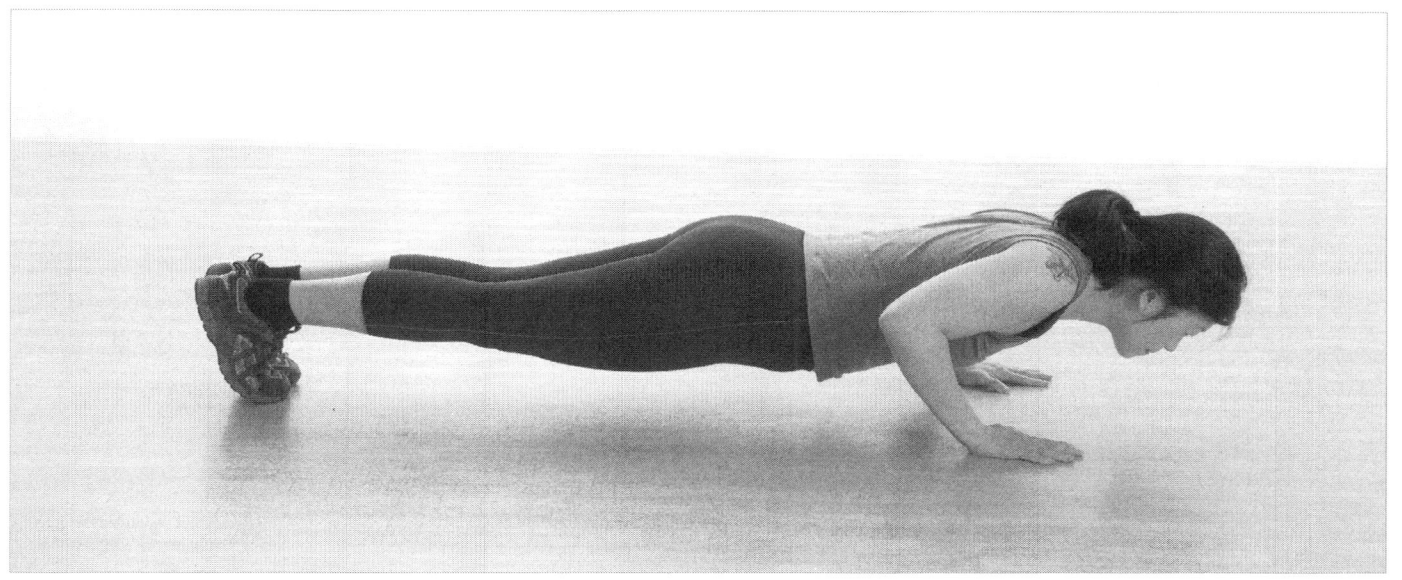

Das Tolle dabei ist, dass dies erst der Anfang war. Überlegen Sie, was für Erfolge Sie mit Ihrem gewöhnlichen Training erreichen können, wenn Sie in nur sieben Wochen so viel schaffen.

Einige von Ihnen sind wahrscheinlich sehr glücklich darüber, die Herausforderung geschafft zu haben, und sind nun bereit für etwas Neues. Das ist eine gute Idee, denn wer seine Motivation erhalten will, muss sich regelmäßig neue Ziele stecken. Schauen Sie sich nach einer neuen Krafttrainingsmethode um oder probieren Sie ein neues

Aerobicprogramm oder Cardiotraining aus. Sie könnten sich beispielsweise auf Ihren ersten 5-km-Lauf vorbereiten, mit Yoga beginnen oder auch einem Schwimmverein beitreten. Es gibt unendlich viele Möglichkeiten, und jetzt haben Sie hoffentlich das nötige Selbstvertrauen und eine ordentliche Grundfitness, um nahezu jede Herausforderung anzunehmen.

Wenn Sie jedoch zu denjenigen gehören, denen 100 Liegestütze noch nicht genug sind, dann gehen Sie doch 150 oder 200 Wiederholungen an. Ist das Ihr Ziel, dann empfehle ich Ihnen, mit einem der Trainingsprogramme in diesem Buch von Neuem zu beginnen. Der Unterschied zu vorher sollte sein, dass Sie jetzt das Maximum am Ende jedes Satzes auf alle Fälle überschreiten sollten. Sie werden dadurch nicht nur Ihr Fitnessniveau halten, sondern noch stärker werden und über sich hinauswachsen. Stellen Sie sich immer wieder vor neue Herausforderungen!

Wenn Sie für mehr Abwechslung sorgen und Ihre Aufmerksamkeit auch weiterhin auf den Muskelaufbau richten möchten, dann empfehle ich Ihnen den dritten Teil dieses Buches. Er enthält eine Vielzahl an Liegestützvarianten, die Sie bestimmt fordern werden, zum Beispiel den Liegestütz mit weitem Griff, der Ihre Brustmuskulatur stärker anspricht, oder den einarmigen Liegestütz, der den Unterarm und den Trizeps intensiv kräftigt.

Das Wichtigste dabei ist, dass Sie Spaß haben und alle paar Monate die Trainingsmethode verändern. Nach etwa sechs bis acht Wochen passt sich der Körper nämlich an die Belastungen an und Sie erreichen ein Trainingsplateau. Sie müssen daher einen neuen Trainingsreiz setzen, damit Sie ein höheres Leistungsniveau erreichen und sich weiterentwickeln. Bevor Sie dies tun, ist es jedoch ratsam, alle zwei bis drei Monate eine Woche oder länger gar nichts zu tun. Gönnen Sie Ihrem Körper eine Erholungsphase! Laden Sie Ihre Akkus wieder auf – sowohl psychisch als auch physisch. Viel Glück!

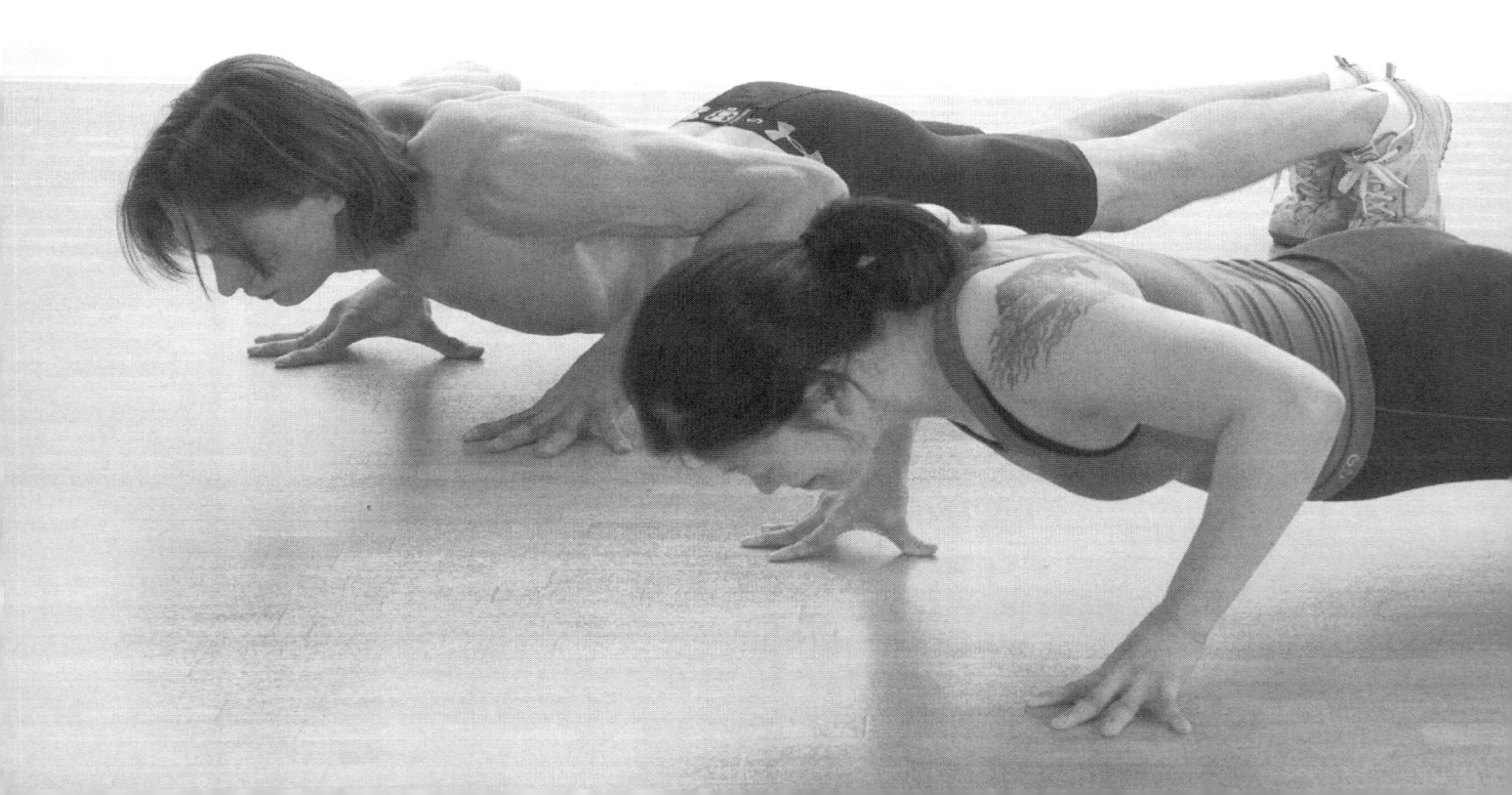

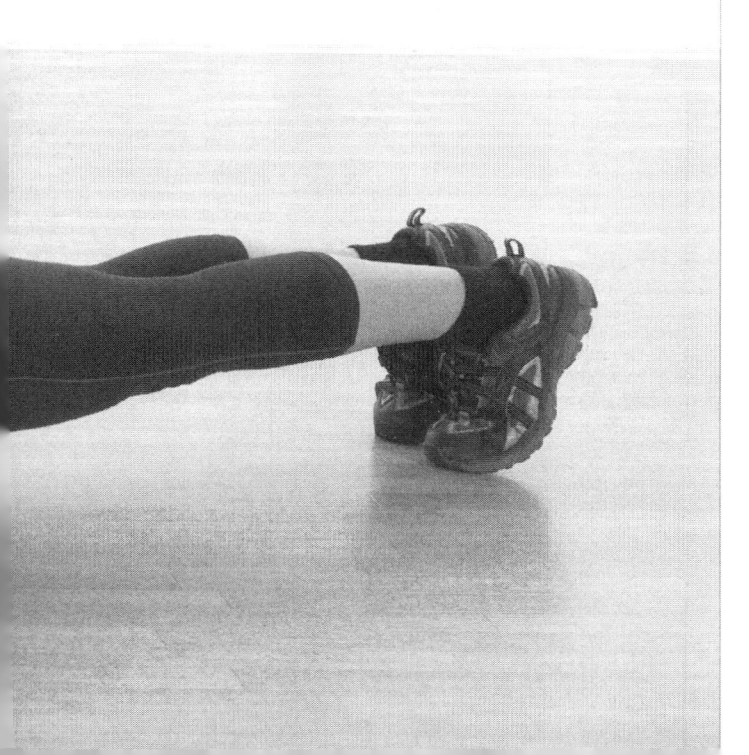

TEIL 3:
SIE WOLLEN
NOCH MEHR?

Am 25. Juli 2000 schaffte Sergeant Paul Dean von den Royal Marines im Trainingsstützpunkt Lympstone in Großbritannien einen neuen Rekord von 116 Liegestützen in einer Minute. Noch im selben Jahr, am 26. Oktober, absolvierte der Schweizer Yvan de Weber 93 einarmige Liegestütze in einer Minute. Dieser Rekord hielt sich sieben Jahre, bis er am 10. November 2007 von dem Amerikaner Jeremiah Gould mit 135 einarmigen Liegestützen in einer Minute gebrochen wurde.

Fordern Sie sich heraus

Wenn Sie erst einmal 100 aufeinanderfolgende Liegestütze geschafft haben – entweder beim Eignungstest (ja, so was gibt es) oder weil Sie eines der sechs Trainingsprogramme in meinem Buch absolviert haben –, dann hat Sie vielleicht der Liegestützvirus gepackt. Sie möchten mehr Herausforderung und haben Lust auf Neues? Dann finden Sie in diesem Kapitel noch intensivere Programme, mit denen Sie bestimmte Körperbereiche ganz gezielt trainieren können.

Vielleicht wünschen Sie sich aber auch nur, Ihre neu gewonnene Kraft und Fitness zu halten, dann ist dieser Teil des Buches im Moment uninteressant für Sie. Falls Sie das Kapitel zur Krafterhaltung vermisst haben sollten, blättern Sie zurück auf Seite 72.

Auf den folgenden Seiten zeige ich Ihnen eine Auswahl der populärsten Liegestützvarianten mit detaillierten Schritt-für-Schritt-Anleitungen. Lesen Sie sich die Beschreibungen genau durch und schauen Sie sich die Abbildungen an, um herauszufinden, welche Muskelgruppe bei jeder Variante schwerpunktmäßig trainiert wird.

Wenn Sie sich eine Übung ausgesucht haben, die Sie mögen, sollten Sie wieder erst den Einstiegstest machen wie ab Seite 38 dargestellt, bevor Sie mit einem der sechs

Trainingsprogramme (Einsteiger 1 und 2, Fortgeschrittene 1 und 2, erfahrene Sportler 1 und 2) fortfahren.

Im Gegensatz zum traditionellen Liegestütz werden bei einigen Varianten ein paar Gegenstände oder Geräte eingesetzt, unter anderem ein Gymnastikball, ein Medizinball, ein Hocker oder niedriger Stuhl oder auch ein BOSU®-Balance-Trainer.

So wie bei allen Trainingsformen sind aber auch bei dem regulären Liegestütztraining selbst ohne Geräte der Kraft- und Leistungssteigerung keine Grenzen gesetzt. Regelmäßigkeit ist jedoch der Schlüssel zum Erfolg!

Wenn Sie der klassische Liegestütz langweilt, helfen Ihnen diese Varianten mit Sicherheit, Ihr Training interessanter zu gestalten, und Sie bleiben definitiv motiviert.

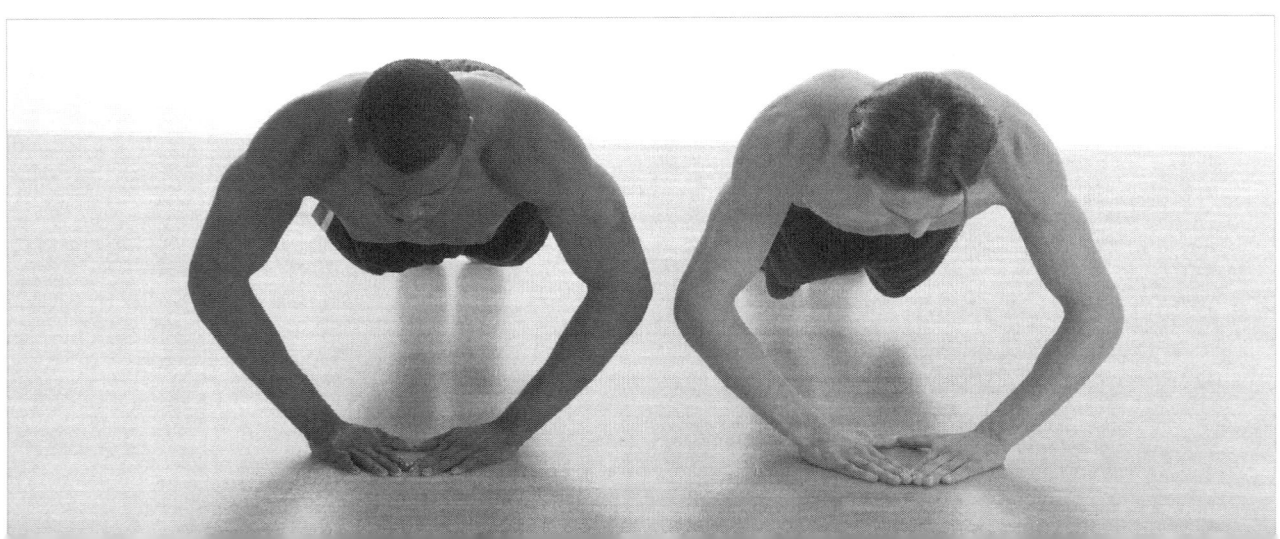

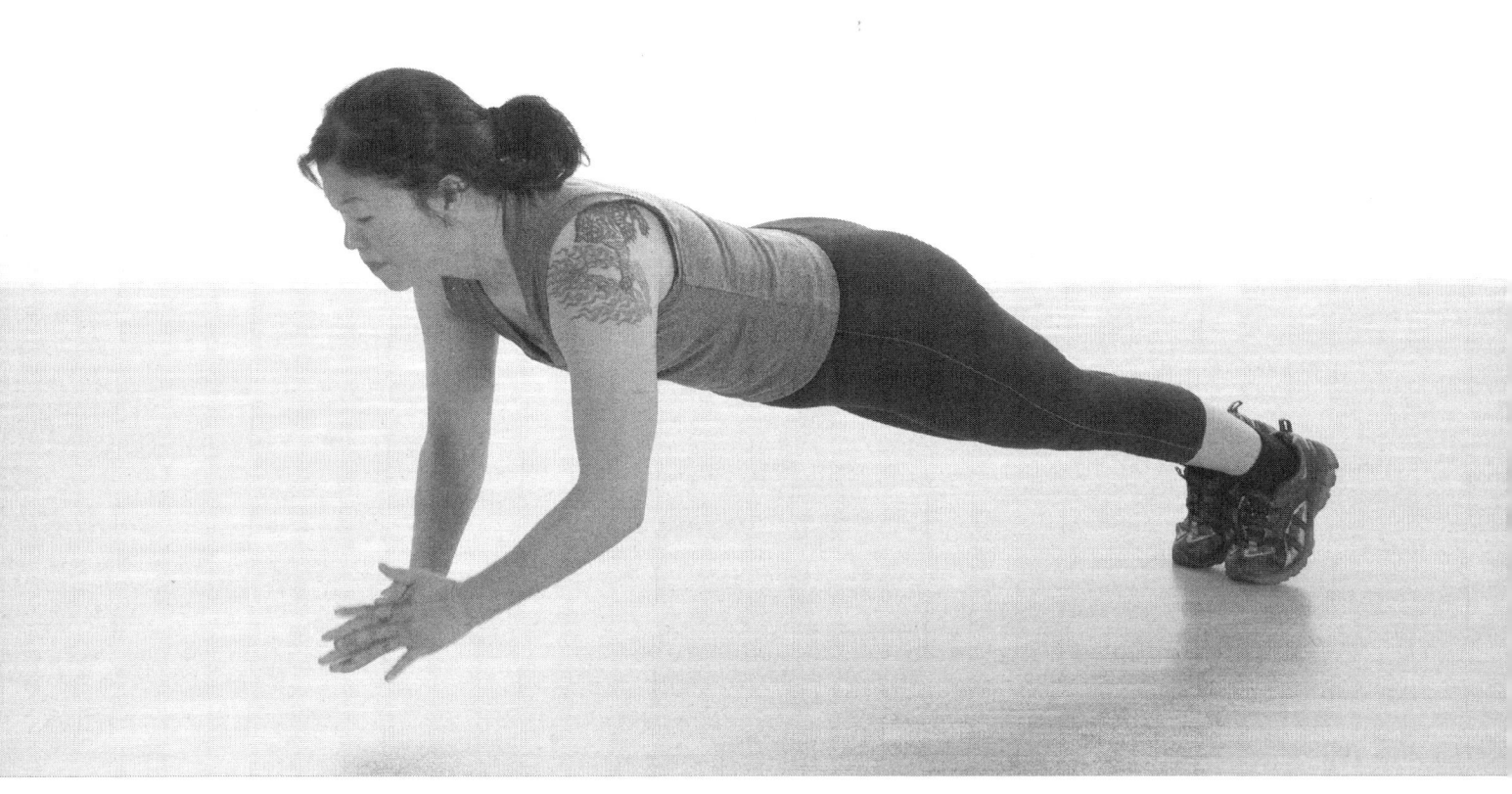

Weiter Liegestütz

Bei dieser Variante werden die Hände breiter aufgesetzt, dadurch liegt der Schwerpunkt auf der Brustmuskulatur, weniger auf Armen und Schultern.

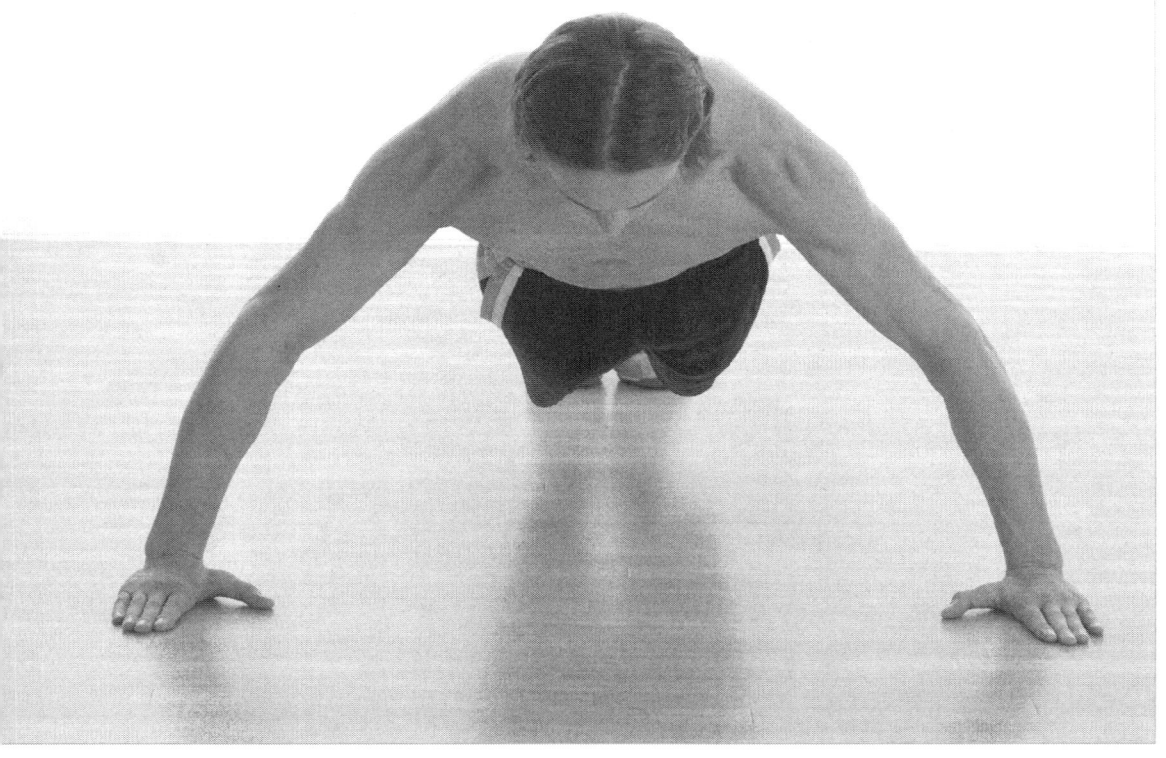

AUSGANGS-POSITION: Nehmen Sie die Standardposition des Liegestützes ein, aber platzieren Sie die Hände 15–20 cm weiter als schulterbreit. Achten Sie darauf, dass die Ellenbogen nicht seitlich über die Hände hinausragen. Spannen Sie die Bauchmuskeln fest an und halten Sie den Körper in einer Linie – von den Schultern bis zu den Fersen. Das Gesäß darf weder absinken noch nach oben geschoben werden. Ihr Rücken ist gerade und hängt nicht durch.

1 Senken Sie mit dem Einatmen den Oberkörper in Richtung Boden ab. In der Endposition befindet sich die Brust einige Zentimeter über dem Boden und die Ellenbogen bilden einen 90-Grad-Winkel.

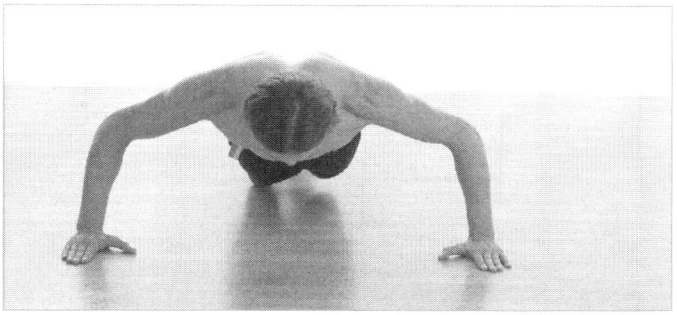

2 Mit dem Ausatmen drücken Sie sich aus den Armen wieder nach oben. Stellen Sie sich vor, Sie würden den Boden von sich wegdrücken. Die Kraft kommt hier vorwiegend aus Schulter- und Brustmuskulatur.

Enger Liegestütz

Bei dieser Variante wird hauptsächlich der Trizeps beansprucht.

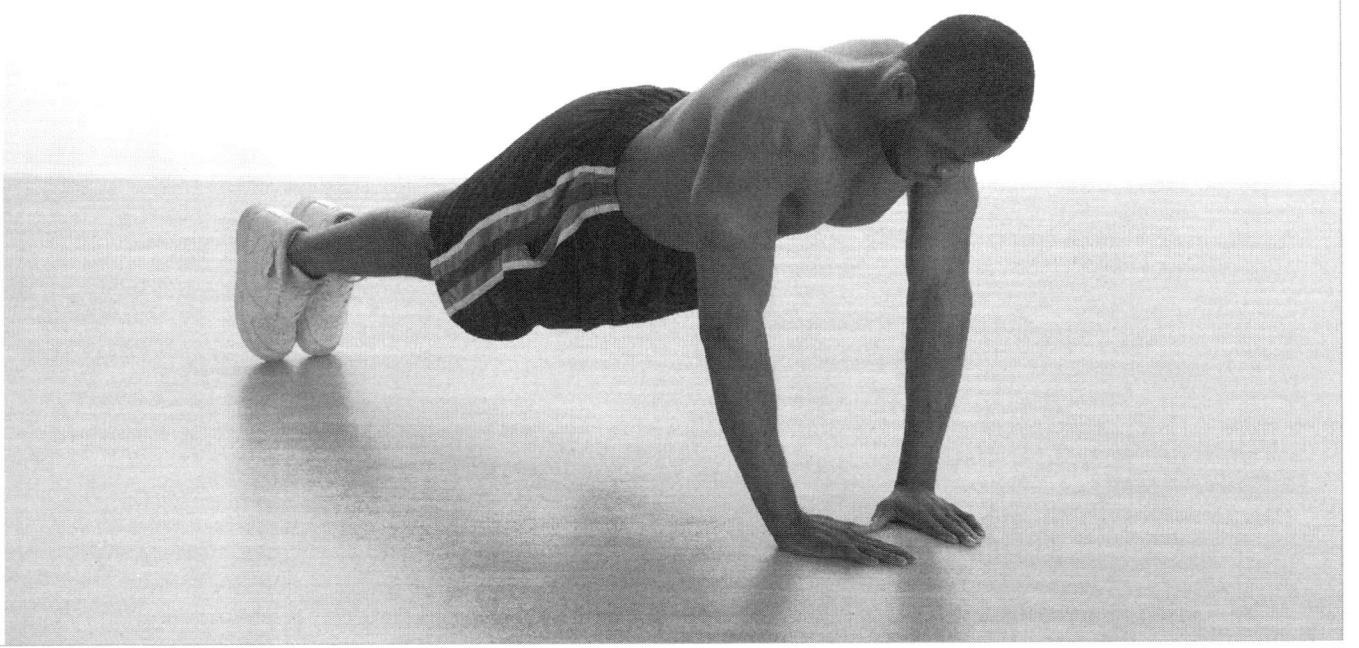

AUSGANGSPOSITION: Nehmen Sie die Standardposition des Liege-stützes ein, aber platzieren Sie die Hände nur wenige Zentimeter voneinander entfernt direkt unter der Brust. Wenn Sie Schwierigkeiten haben, die Balance zu halten, können Sie die Füße etwas öffnen.

1 Atmen Sie ein und senken Sie den Oberkörper ab. In der Endposition befindet sich die Brust wenige Zentimeter über dem Boden und die Ellenbogen bilden einen 90-Grad-Winkel. Achten Sie darauf, die Ellenbogen so nah wie möglich am Körper zu halten.

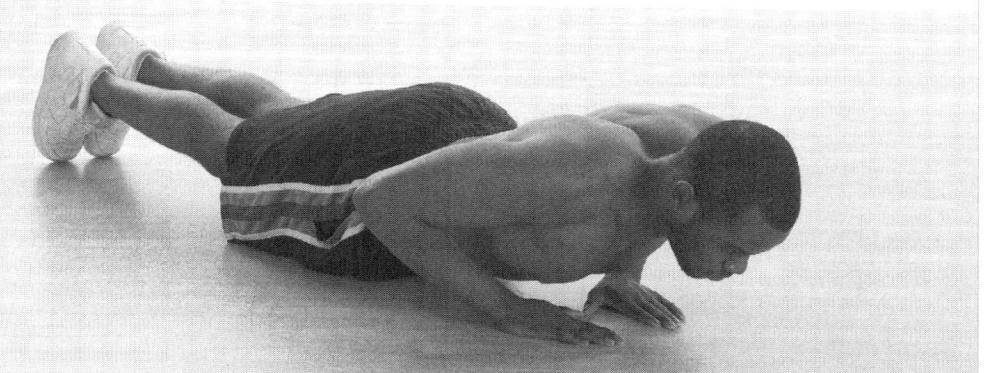

2 Atmen Sie aus und drücken Sie sich aus den Armen heraus nach oben. Stellen Sie sich vor, Sie würden den Boden von sich weg-drücken. Die Kraft kommt hier vorwiegend aus Trizeps, Schulter- und Brustmuskulatur.

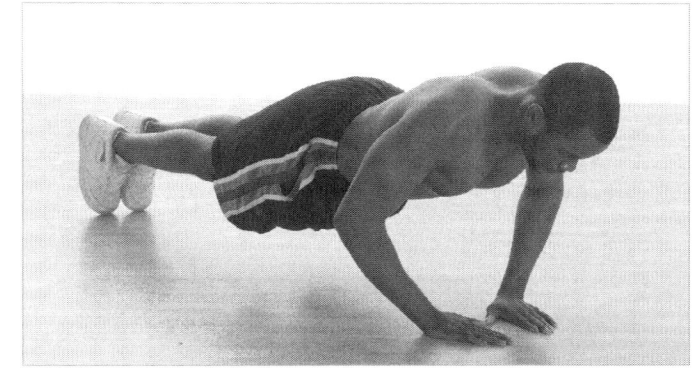

Liegestütz auf den Fingerspitzen

Bei dieser Variante werden Brust, Handgelenke und Unterarme gezielt trainiert.

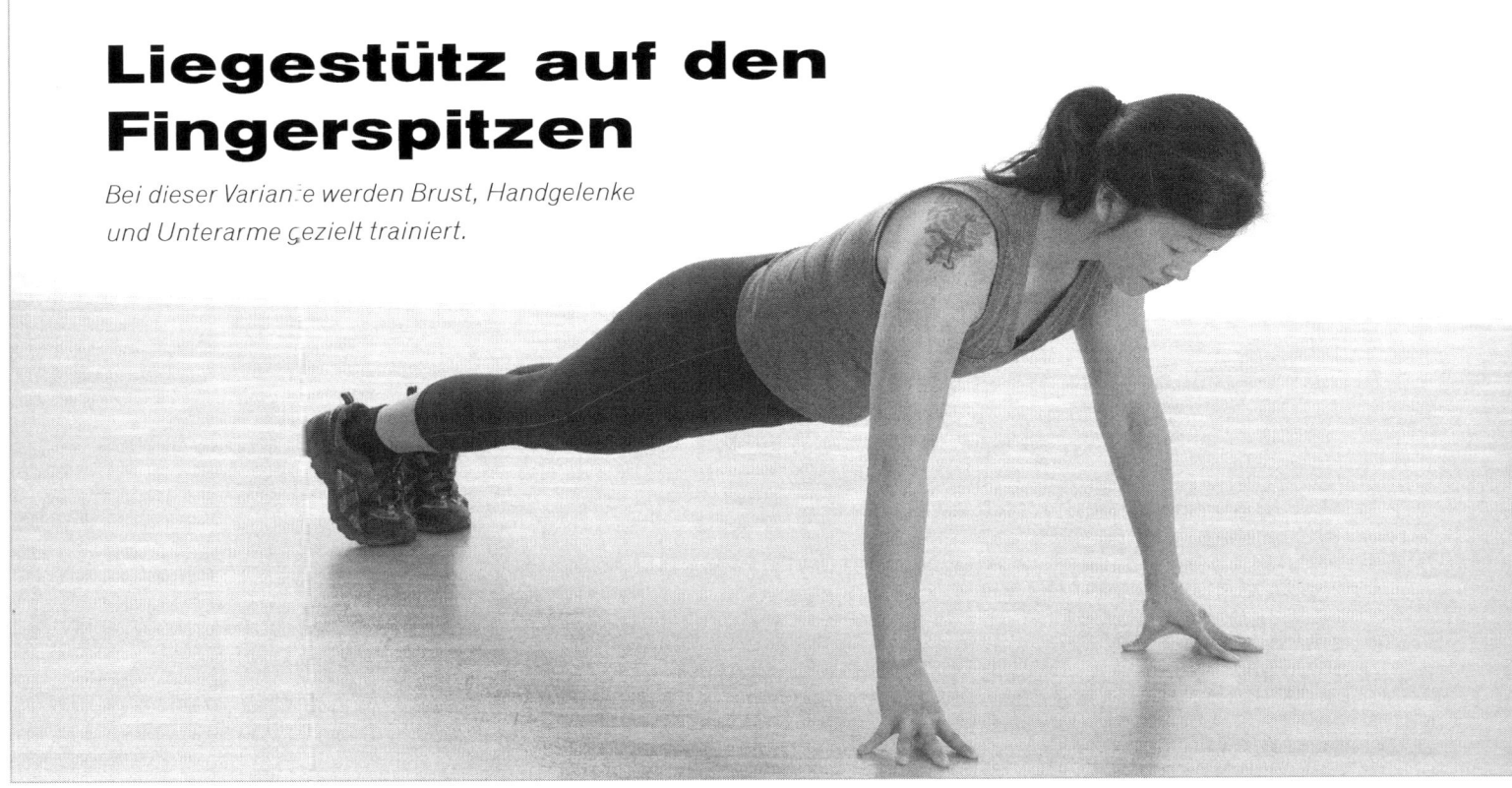

AUSGANGSPOSITION: Sie beginnen wieder in der Standardposition des klassischen Liegestützes, die Hände werden etwas weiter als schulterbreit aufgesetzt. Machen Sie eine Art Bärentatze, sodass nur die Fingerspitzen Bodenkontakt haben.

1 Während des Einatmens senken Sie den Oberkörper ab. In der Endposition befindet sich die Brust einige Zentimeter über dem Boden, die Ellenbogen bilden einen 90-Grad-Winkel. Halten Sie die Ellenbogen so nah wie möglich am Körper.

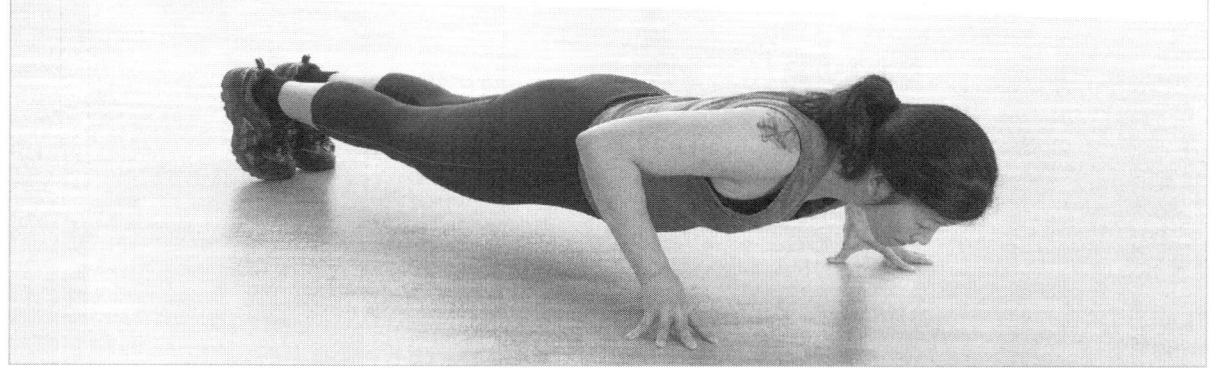

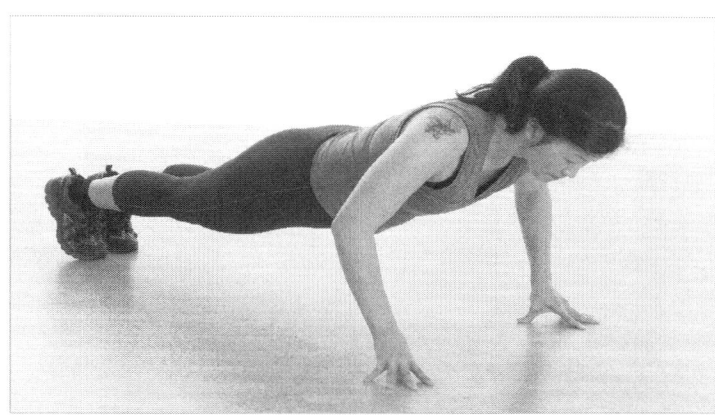

2 Drücken Sie sich mit dem Ausatmen aus den Armen heraus nach oben. Stellen Sie sich beim Hochdrücken vor, Sie würden den Boden von sich wegdrücken. Die Kraft kommt vorwiegend aus Schulter- und Brustmuskulatur.

Diamant-Liegestütz

Ebenso wie beim engen Liegestütz wird bei dieser Variante der Trizeps mehr beansprucht als Brust- und Schultermuskulatur.

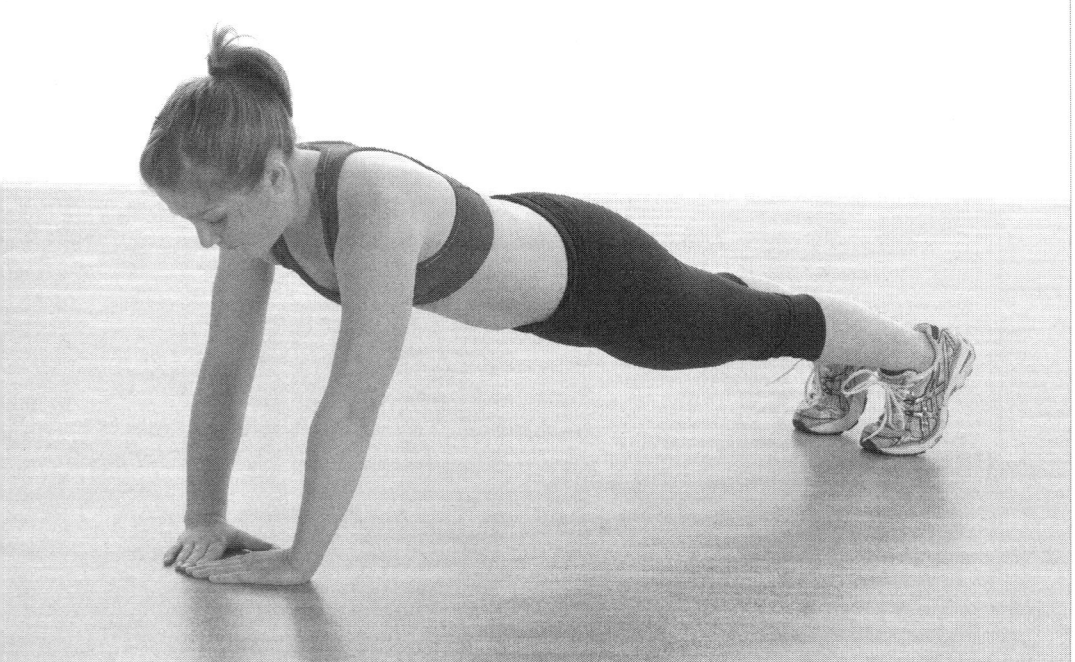

AUSGANGSPOSITION: Sie beginnen wie beim engen Liegestütz, jetzt berühren sich jedoch Daumen und Zeigefinger und bilden die Form eines Diamanten.

1 Mit der Einatmung senken Sie den Oberkörper so weit ab, bis sich die Brust knapp über dem Diamanten befindet. Halten Sie die Ellenbogen möglichst nah am Körper.

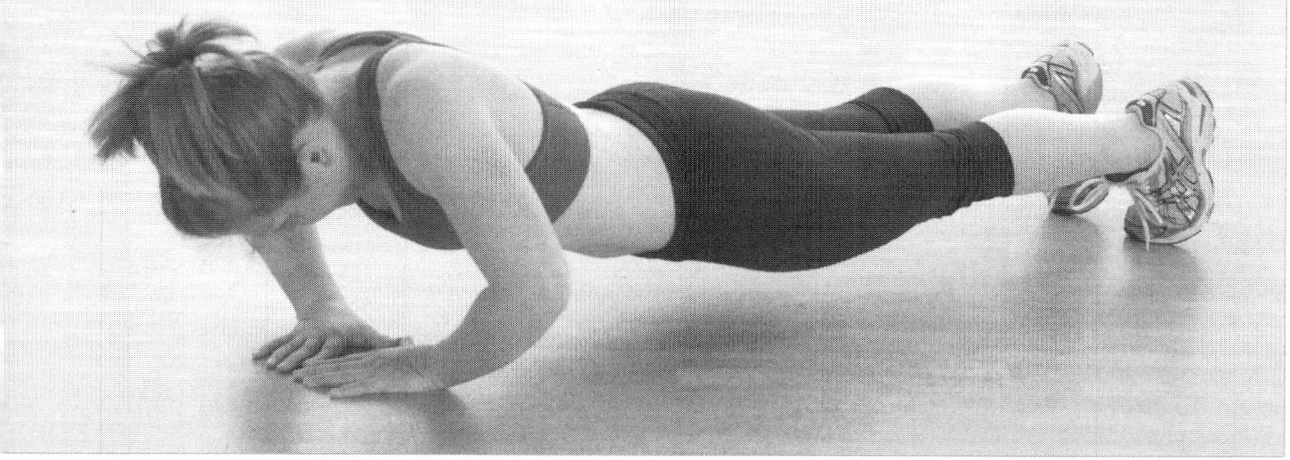

2 Mit der Ausatmung drücken Sie sich aus den Armen heraus nach oben.

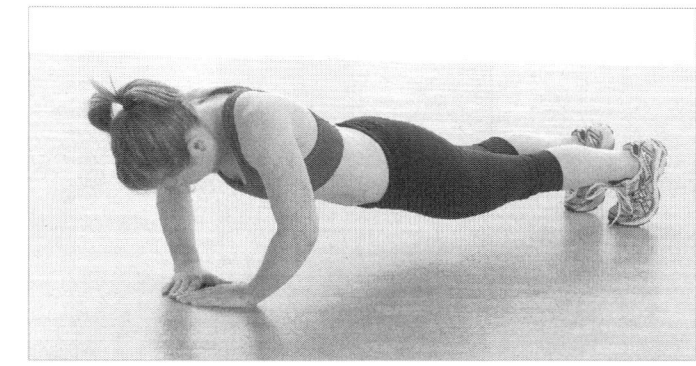

Liegestütz mit Fäusten

Bei vielen Menschen schmerzt das Handgelenk, wenn sie regelmäßig Liegestütze machen. Wenn das bei Ihnen auch der Fall sein sollte, dann ballen Sie Ihre Hände zu Fäusten. Dadurch wird das Körpergewicht von den Knöcheln getragen und Sie vermeiden die gedehnte Position der Handgelenke.

Anmerkung: Setzen Sie bei dieser Variante Ihre Hände beziehungsweise Fäuste unbedingt auf einer weichen Trainingsmatte, einem dicken Teppich oder noch besser auf einem gefalteten Handtuch ab.

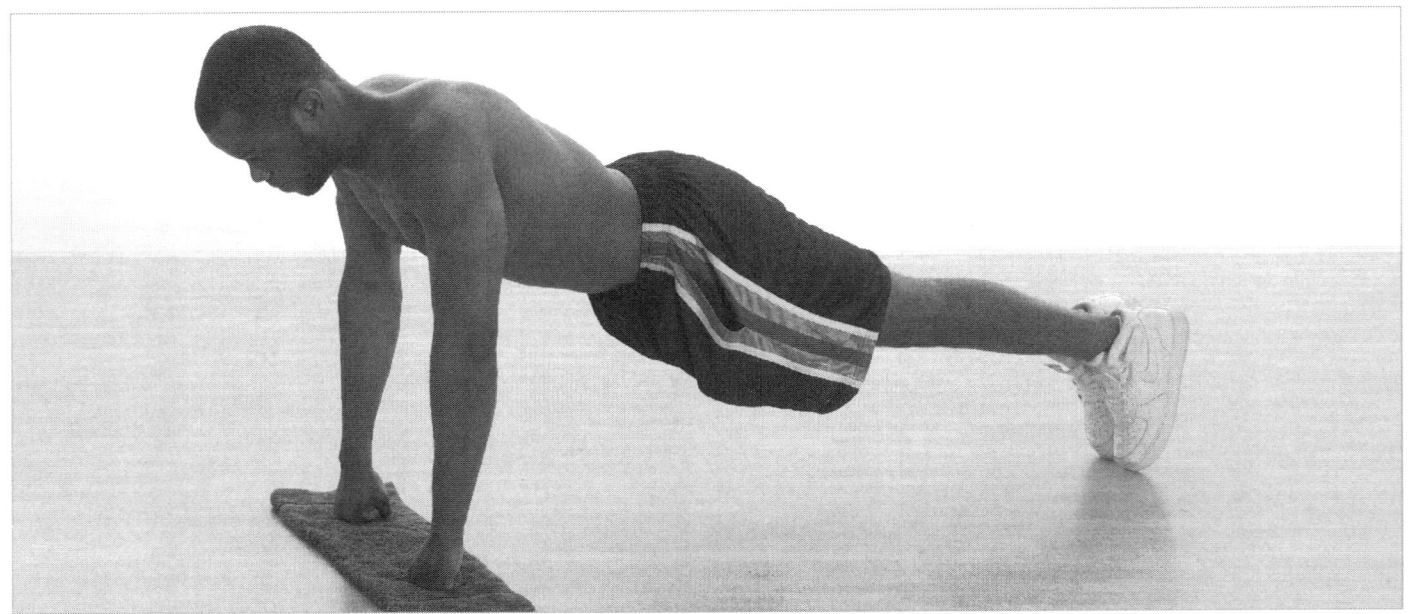

AUSGANGSPOSITION: Nehmen Sie die klassische Liegestützposition ein. Setzen Sie statt der Handflächen nun aber die Fäuste auf, sodass die Knöchel Bodenkontakt haben. Die Fäuste sind senkrecht zum Körper, die Handgelenke sind gerade.

1 Mit dem Einatmen senken Sie den Oberkörper so weit ab, bis sich die Brust einige Zentimeter über dem Boden befindet und die Ellenbogen einen 90-Grad-Winkel bilden. Die Ellenbogen bleiben so nah wie möglich am Körper.

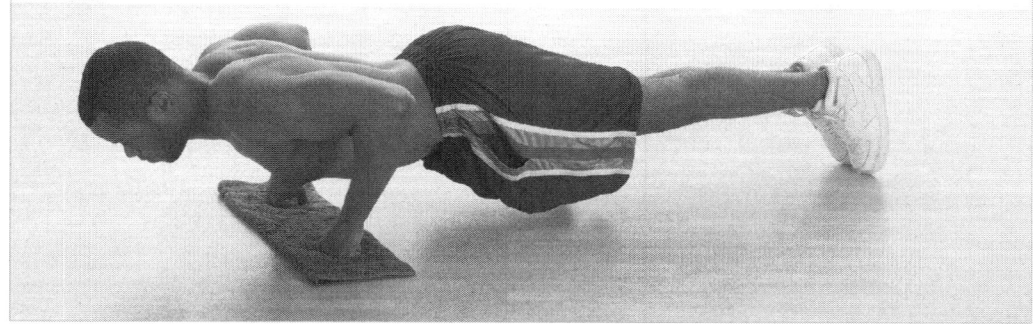

2 Mit dem Ausatmen drücken Sie sich aus den Armen heraus nach oben. Stellen Sie sich dabei wieder vor, Sie wollten den Boden von sich wegdrücken. Die Kraft kommt hauptsächlich aus Schulter- und Brustmuskulatur.

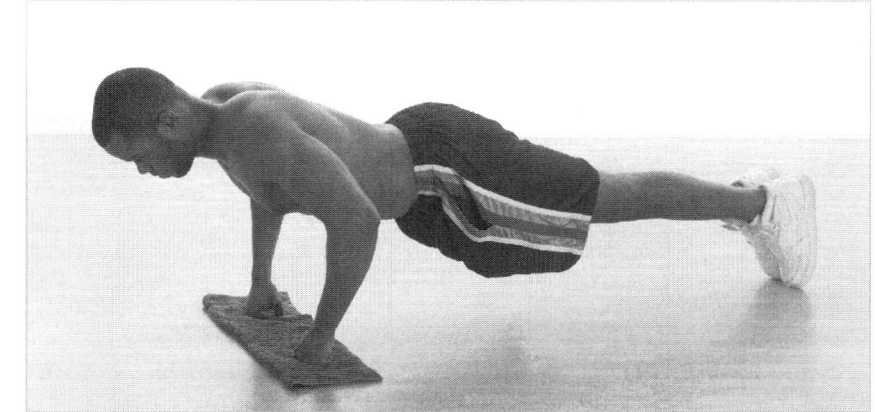

Liegestütz mit Klatschen

Diese Variante wird sehr explosiv – plyometrisch – ausgeführt und trainiert vor allem Schultern und Brust, zusätzlich aber auch den Trizeps.

AUSGANGSPOSITION: Nehmen Sie die klassische Liegestützposition ein. Damit Sie die Balance besser halten können, öffnen Sie die Beine ein wenig.

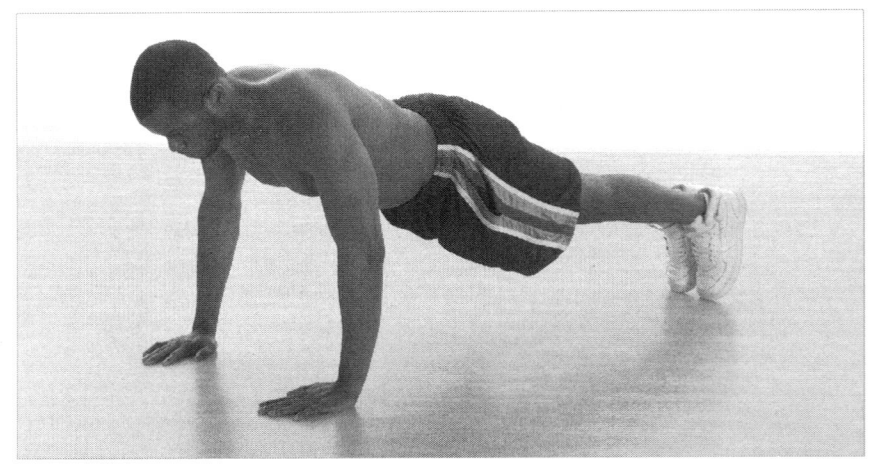

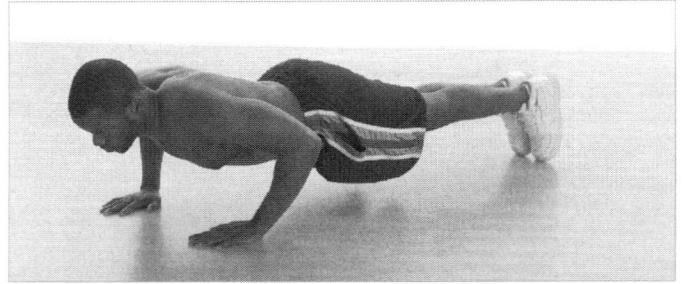

1 Senken Sie den Oberkörper so weit ab, bis die Ellenbogen einen 90-Grad-Winkel bilden und die Brust sich einige Zentimeter über den Händen befindet.

2 Ohne Pause drücken Sie sich sofort wieder kraftvoll und so schnell wie möglich mit den Händen ab. Sobald die Hände den Boden verlassen haben, klatschen Sie und stützen die Hände sofort wieder auf dem Boden auf, um in die Ausgangsposition zurückzukommen.

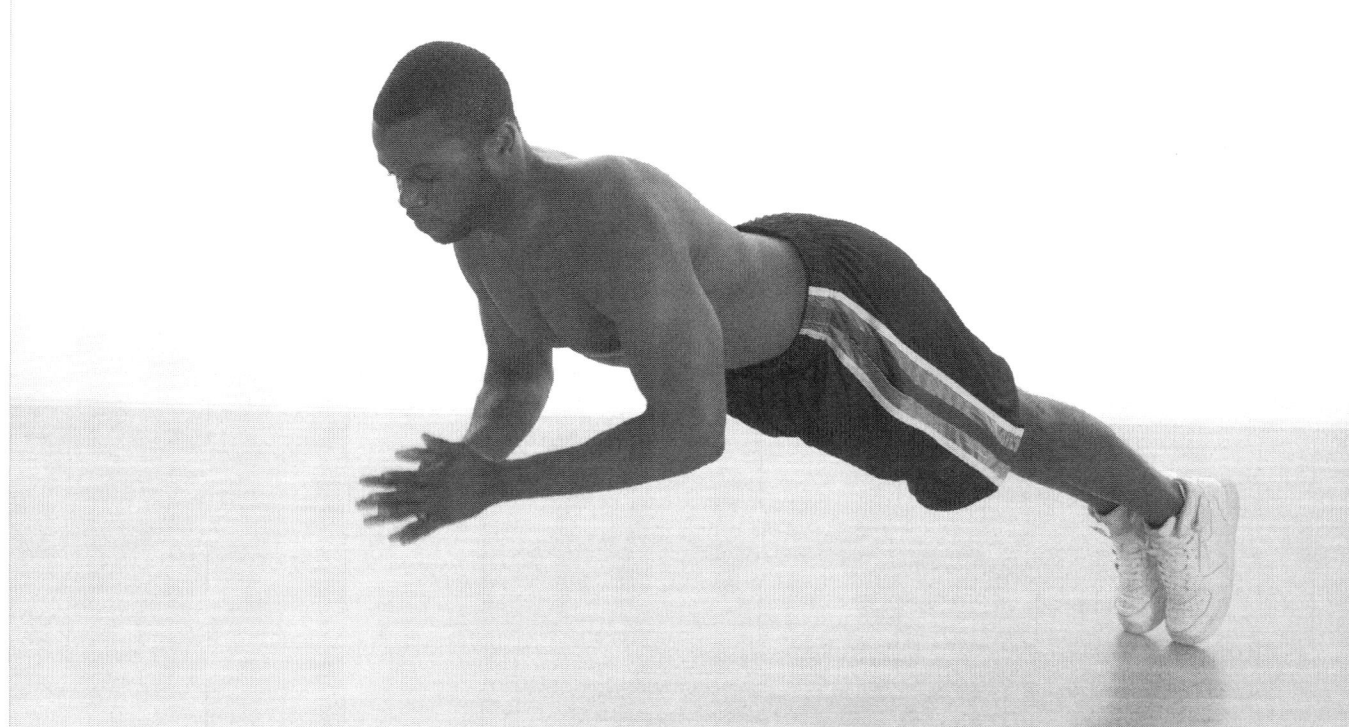

Einbeiniger Liegestütz

Mit dieser Variante werden zusätzlich Balance, Rumpfstabilität und Kraft trainiert.

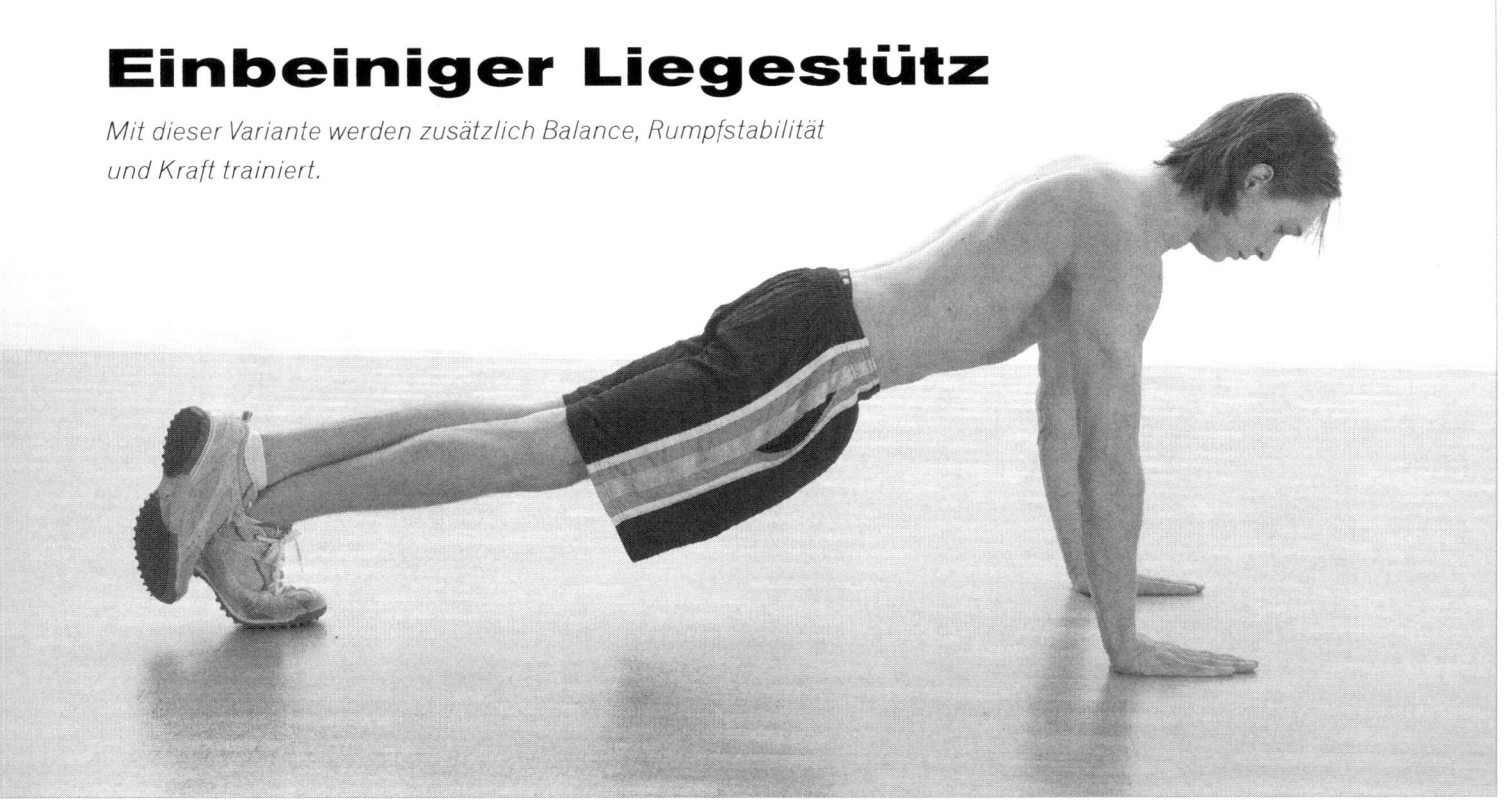

AUSGANGSPOSITION: Sie sind wieder in der klassischen Liege-stützposition. Jetzt legen Sie einen Fuß über den anderen, sodass nur ein Fuß Bodenkontakt hat.

1 Während des Einatmens senken Sie den Oberkörper so weit ab, bis sich die Brust einige Zentimeter über dem Boden befindet und die Ellenbogen einen 90-Grad-Winkel bilden. Halten Sie die Ellenbogen nah am Körper.

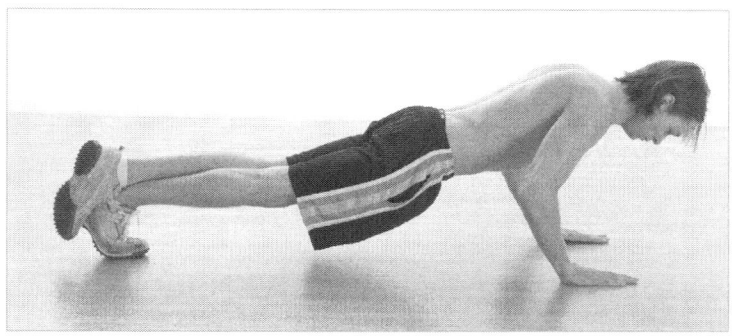

2 Mit dem Ausatmen drücken Sie sich aus den Armen heraus nach oben. Stellen Sie sich dabei wieder vor, Sie wollten den Boden von sich wegdrücken. Die Kraft kommt vor allem aus Schulter- und Brustmuskulatur.

Einarmiger Liegestütz

Mit dieser Variante werden vor allem Brust, Trizeps und Unterarme gekräftigt.

Anmerkung: Sie sollten diese Variante erst ausführen, wenn Sie den klassischen Liegestütz wirklich perfekt beherrschen!

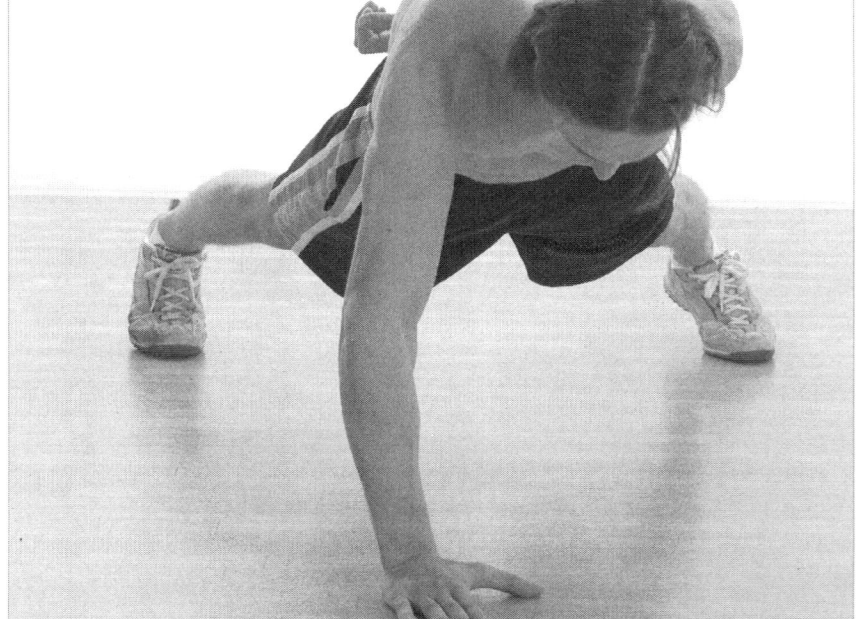

AUSGANGSPOSITION:
Nehmen Sie wieder die klassische Liegestützposition ein und öffnen Sie die Beine ein wenig mehr als schulterbreit. Nun legen Sie eine Hand, und zwar die schwächere, auf den Rücken.

1 Um die Balance zu halten, drehen Sie den Rumpf etwas vom Stützarm weg. Beim Einatmen senken Sie den leicht schrägen Oberkörper so weit ab, bis sich Ihr Kinn einige Zentimeter über dem Boden befindet.

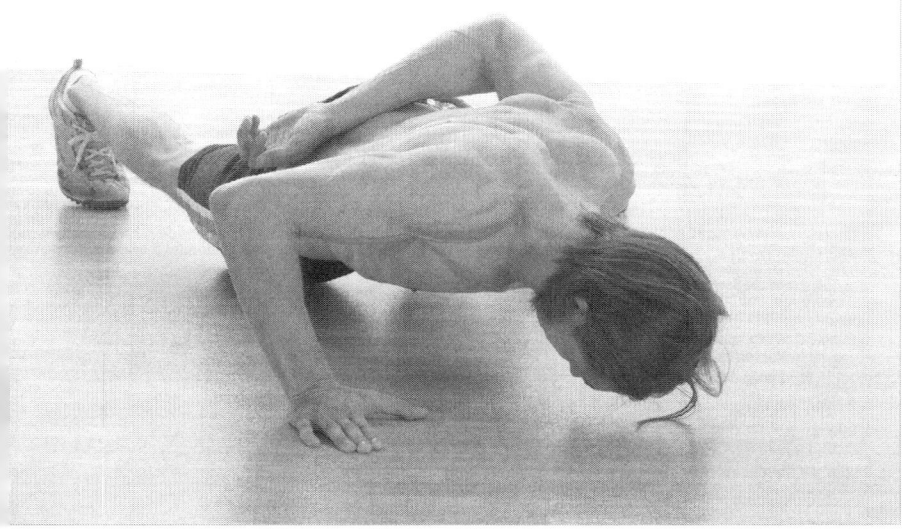

2 Beim Ausatmen drücken Sie sich wieder ab, halten Sie dabei den Rücken gerade. Der Ellenbogen ist in der Endposition leicht gebeugt.

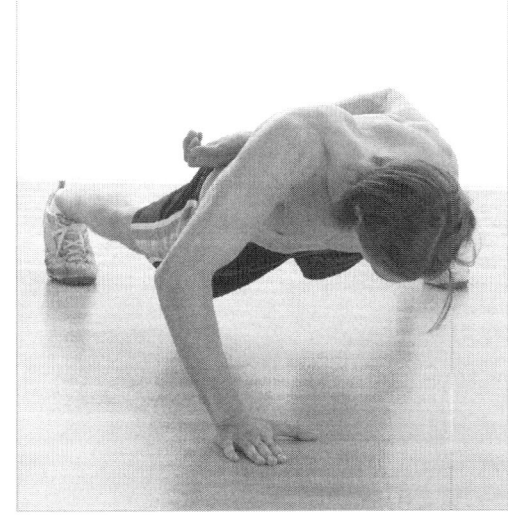

Liegestütz mit den Händen auf dem Gymnastikball

Dieser Liegestütz aktiviert sämtliche Muskeln des Oberkörpers, insbesondere die kleinen stabilisierenden Muskeln. Er trainiert Balance und Rumpfstabilität.

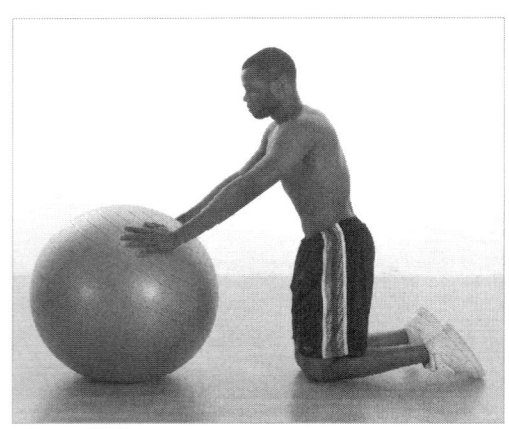

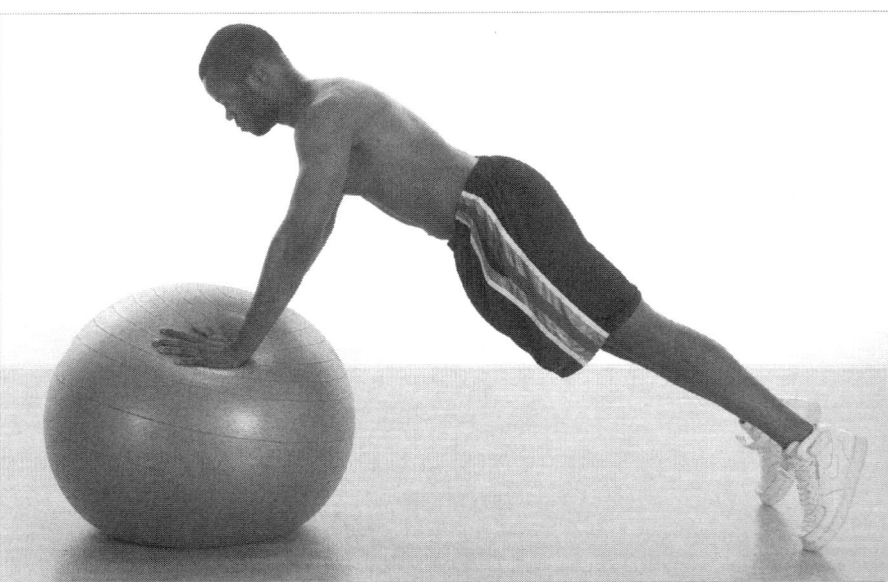

AUSGANGSPOSITION: Knien Sie sich mit schulterbreit geöffneten Beinen hinter den Gymnastikball und setzen Sie die Hände mit gestreckten Armen ebenfalls etwa schulterbreit auf dem Ball auf. Strecken Sie jetzt die Beine, sodass Sie in einer erhöhten Liegestützposition sind. Ihre Brust befindet sich direkt über dem Ball.

1 Mit dem Einatmen senken Sie Ihre Brust so weit ab, bis die Ellenbogen einen 90-Grad-Winkel bilden. Achten Sie darauf, dass Ihre Rumpfmuskulatur fest angespannt ist und die Hüften stabil bleiben und nicht in Richtung Boden absinken. Halten Sie diese Position für 1–2 Sekunden.

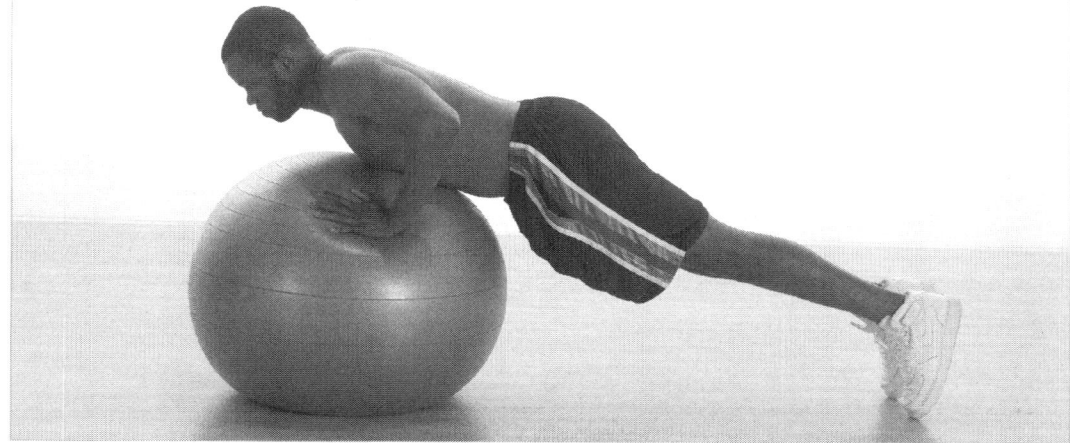

2 Mit dem Ausatmen drücken Sie sich aus den Armen heraus wieder in die Ausgangsposition nach oben.

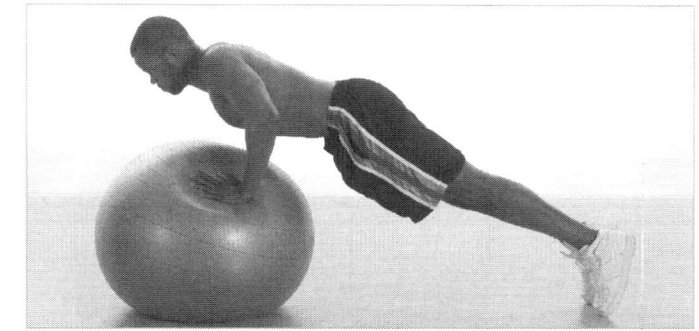

Liegestütz mit den Füßen auf dem Gymnastikball

Diese Variante kräftigt Brust, Rücken und Trizeps und sorgt für eine flache Bauchmuskulatur.

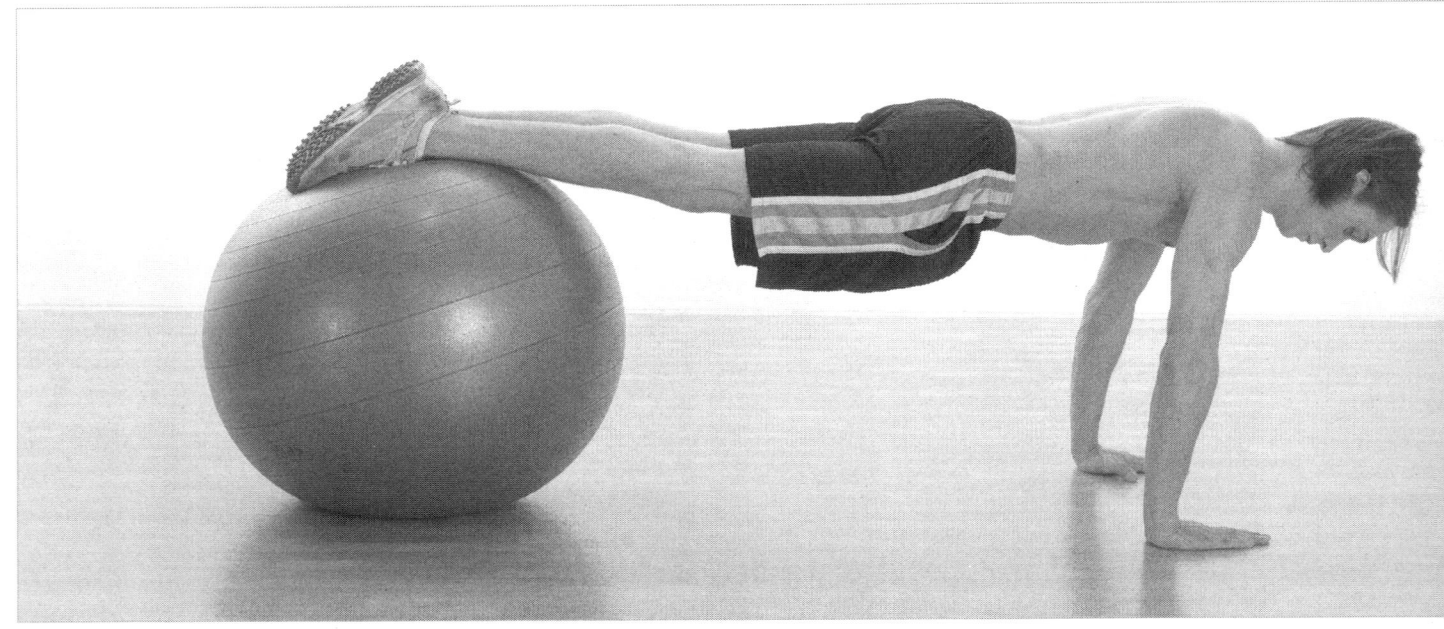

AUSGANGSPOSITION: Legen Sie sich bäuchlings auf den Ball und stützen Sie sich mit den Armen ab. Dann rollen Sie langsam so weit vorwärts, bis nur noch Ihre Füße auf dem Ball aufliegen. Die Hände sollten direkt unter den Schultern platziert werden.

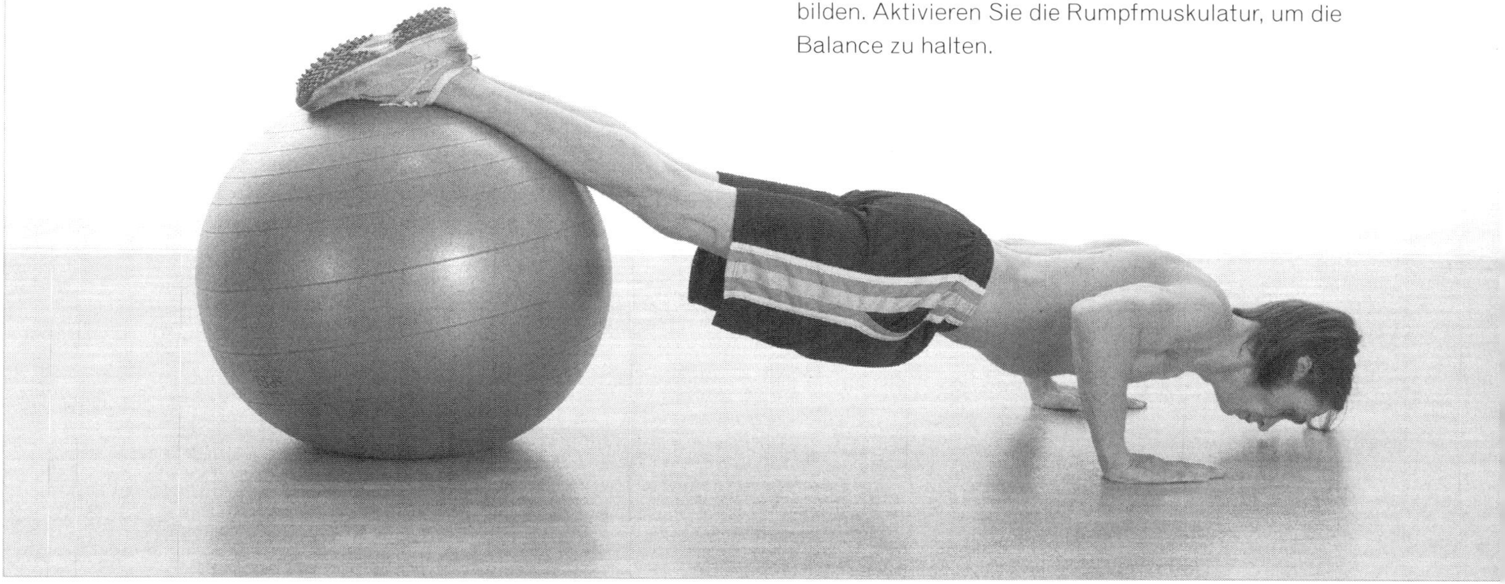

1 Mit der Einatmung senken Sie den Oberkörper so weit ab, bis die Ellenbogen einen 90-Grad-Winkel bilden. Aktivieren Sie die Rumpfmuskulatur, um die Balance zu halten.

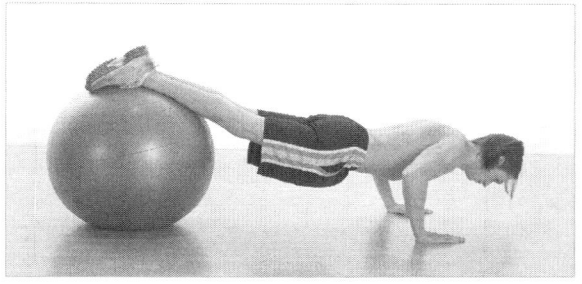

2 Bleiben Sie für 1–2 Sekunden in dieser Position und drücken Sie sich während des Ausatmens mit der Kraft Ihrer Arme wieder nach oben.

Liegestütz mit Medizinball

Dieser Liegestütz trainiert Balance und Rumpfstabilität und erfordert einen erhöhten Kraftaufwand.

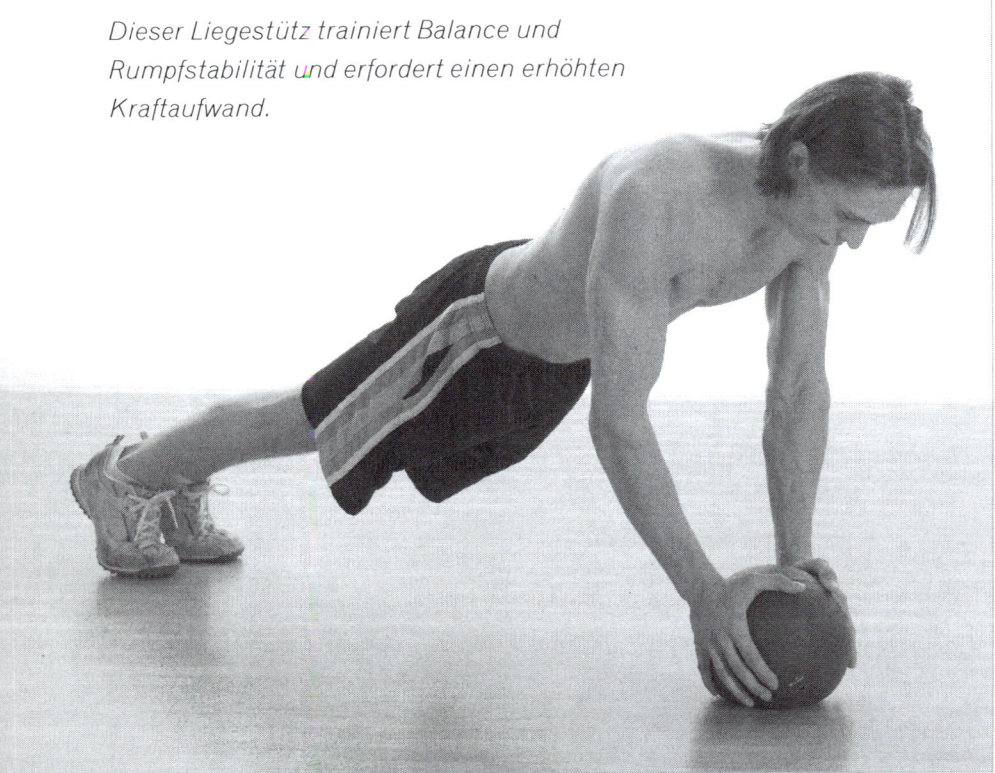

AUSGANGSPOSITION: Legen Sie den Medizinball vor sich auf den Boden und platzieren Sie die Hände seitlich am Ball. Um das Gleichgewicht besser zu halten, können Sie die Füße etwa schulterbreit öffnen.

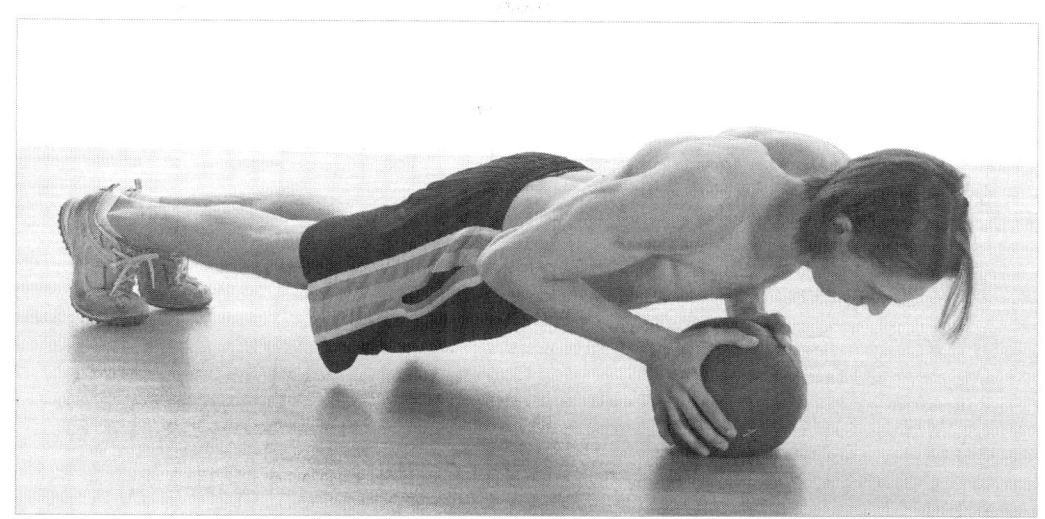

1 Mit dem Einatmen beugen Sie langsam und kontrolliert die Ellenbogen und kommen tief. Spannen Sie während des Absenkens der Brust zum Ball die Rumpfmuskeln fest an. Halten Sie diese Position für 1–2 Sekunden.

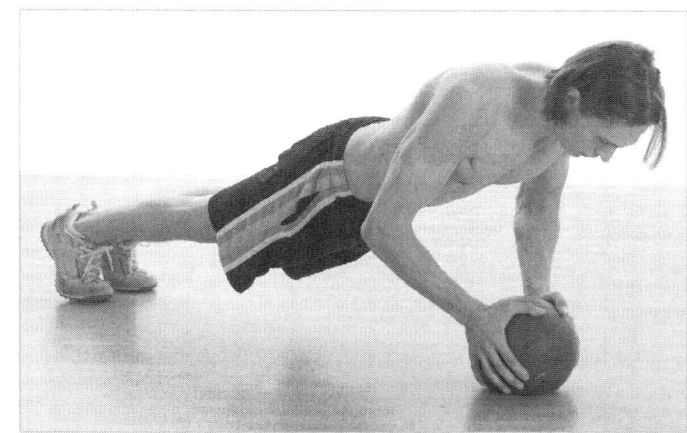

2 Drücken Sie sich mit dem Ausatmen wieder nach oben. Achten Sie darauf, auch hier die Rumpfmuskeln fest anzuspannen, um nicht die Balance zu verlieren.

Liegestütz mit erhöhten Füßen

Dieser Liegestütz trainiert besonders den oberen Brustbereich und die Arme.

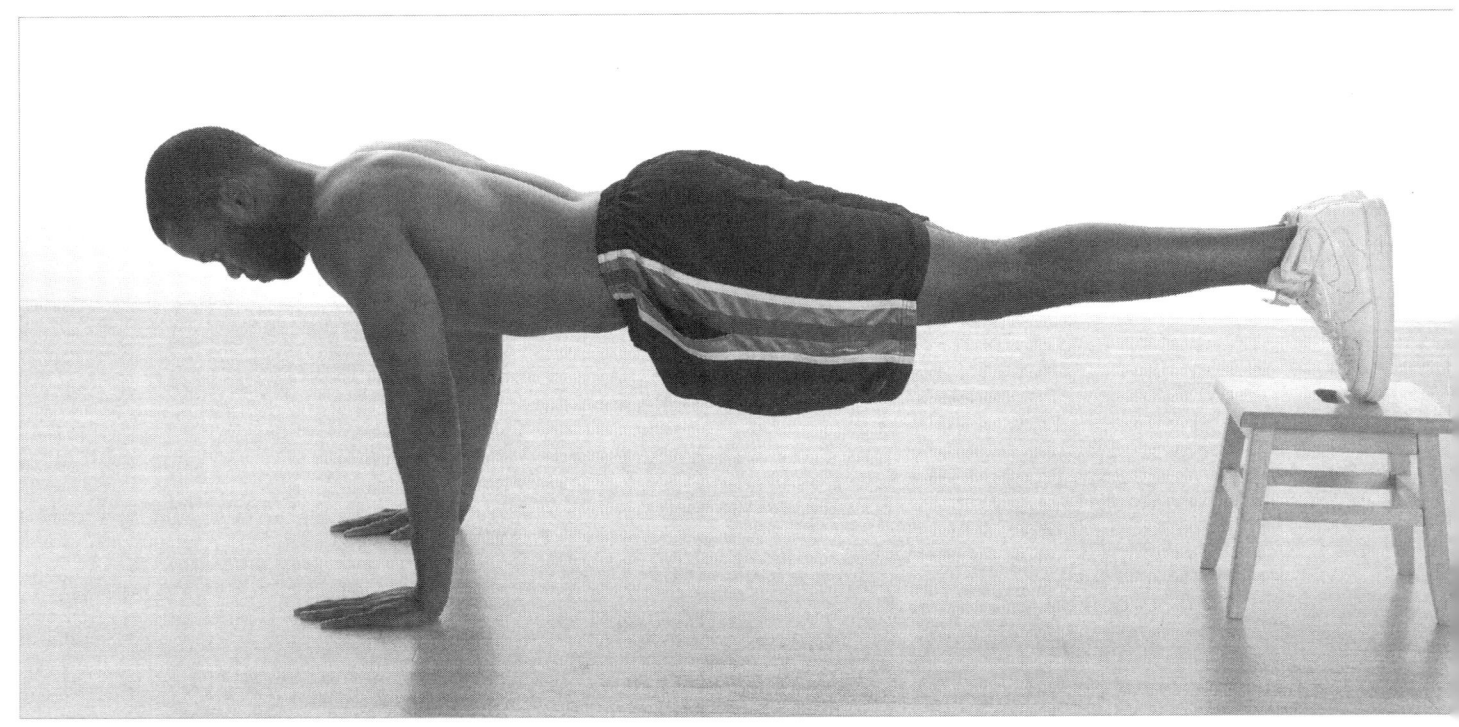

AUSGANGSPOSITION: Nehmen Sie die klassische Liegestützposition ein und platzieren Sie Ihre Füße auf einem niedrigen Hocker.

1 Atmen Sie ein und senken Sie den Oberkörper so weit ab, bis sich die Brust knapp über dem Boden befindet. Halten Sie die Position für 1–2 Sekunden.

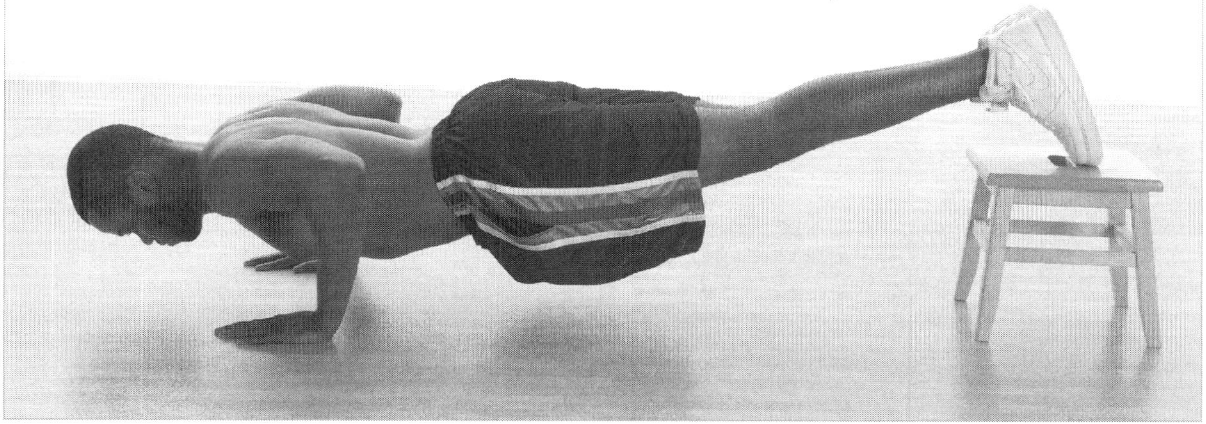

2 Mit der Ausatmung drücken Sie sich wieder nach oben, indem Sie die Arme strecken.

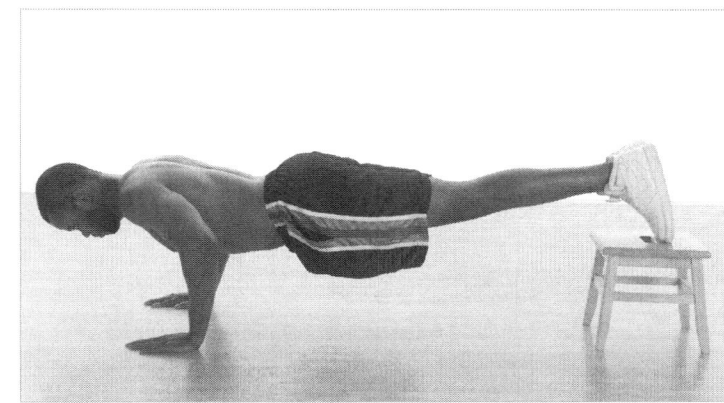

Liegestütz mit BOSU®-Balance-Trainer

Dieser Liegestütz trainiert Balance und Rumpfstabilität und erfordert einen erhöhten Kraftaufwand.

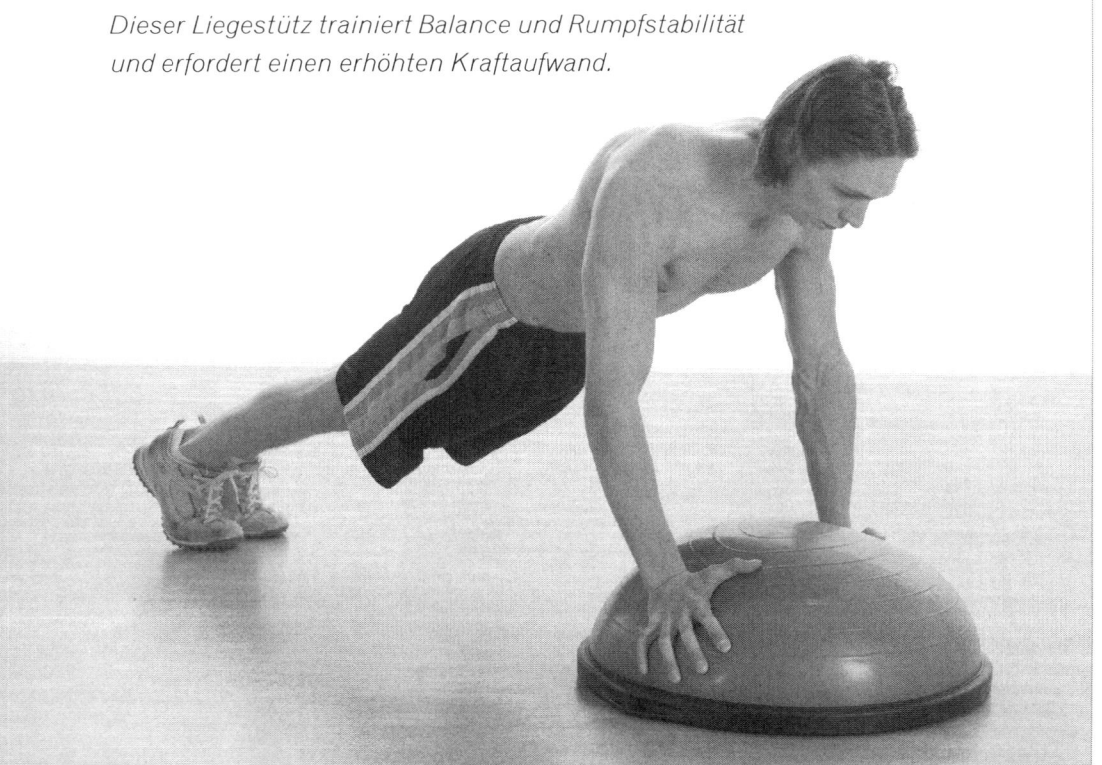

AUSGANGSPOSITION:
Nehmen Sie die klassische Liegestützposition ein und platzieren Sie die Hände seitlich auf der Kuppel des BOSU®-Balance-Trainers.

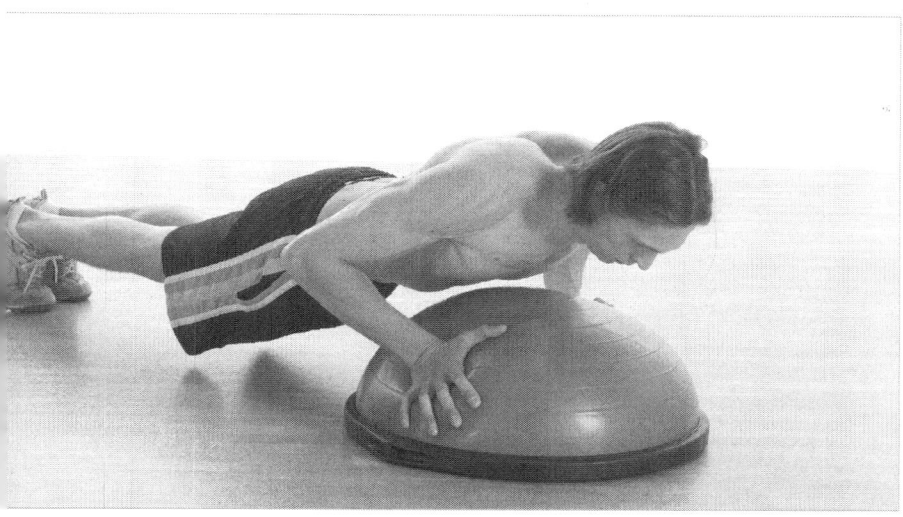

1 Während des Einatmens beugen Sie die Arme und kommen Sie mit dem Oberkörper so tief es geht; wenn möglich, befindet sich die Brust nur wenige Zentimeter über dem Halbrund. Halten Sie Ihren Körper vom Scheitel bis zu den Fersen in einer Linie.

2 Drücken Sie sich mit der Ausatmung aus Brust-, oberen Rücken- und Armmuskeln heraus wieder nach oben. Spannen Sie die Rumpfmuskeln stets fest an, um die Balance zu halten.

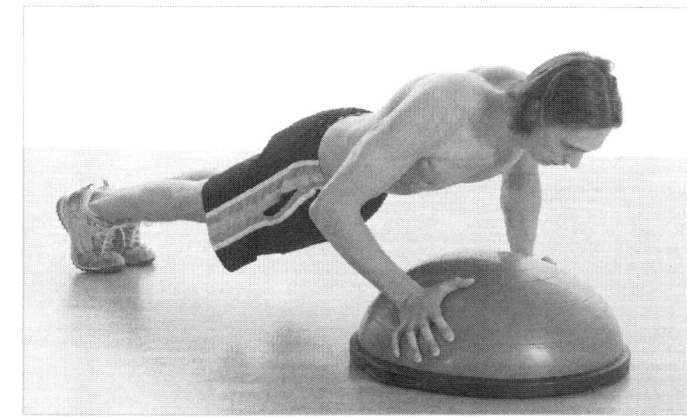

Liegestütz auf der BOSU®-Plattform

Dieser Liegestütz trainiert Balance und Rumpfstabilität und erfordert einen erhöhten Kraftaufwand.

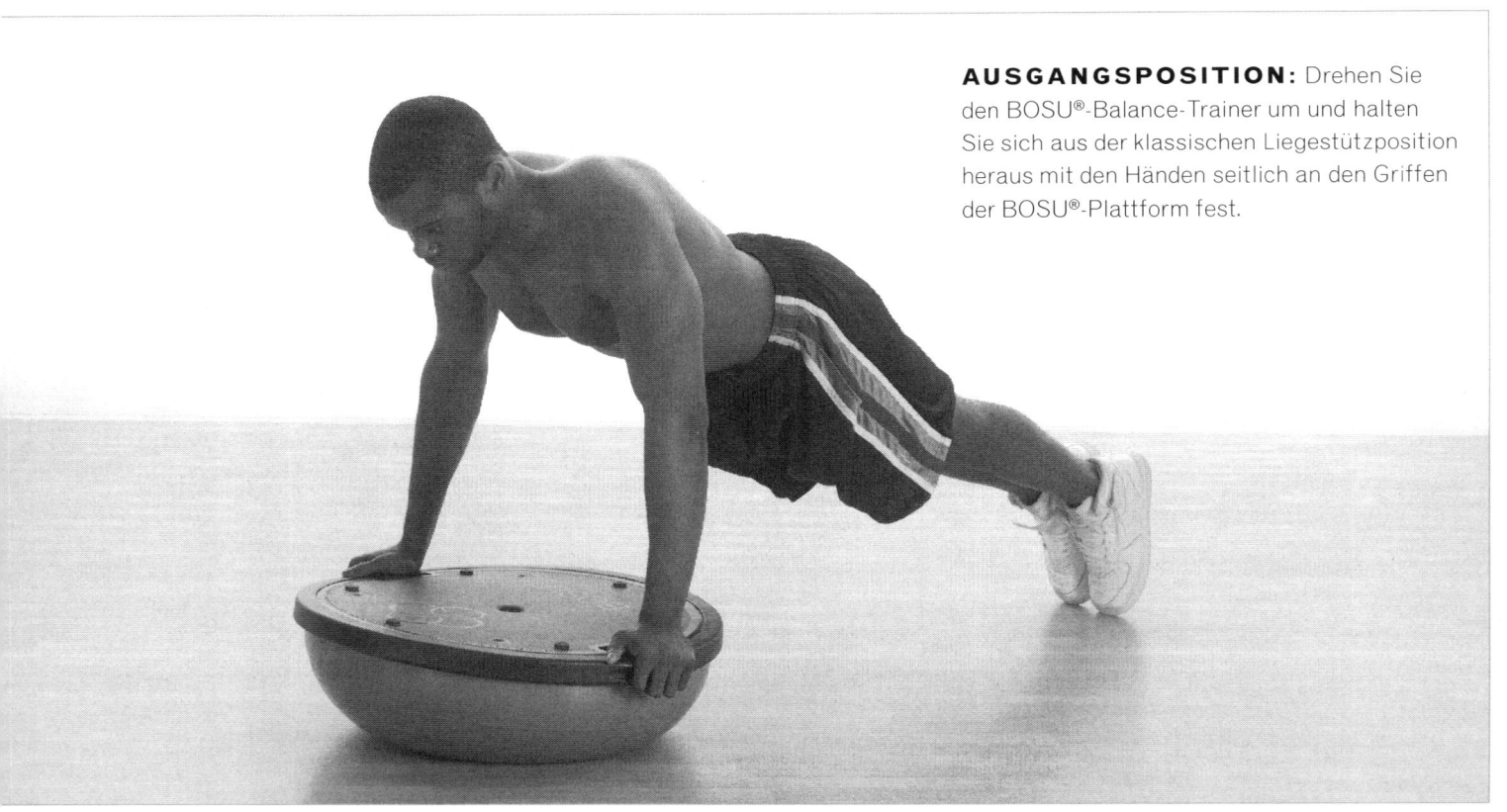

AUSGANGSPOSITION: Drehen Sie den BOSU®-Balance-Trainer um und halten Sie sich aus der klassischen Liegestützposition heraus mit den Händen seitlich an den Griffen der BOSU®-Plattform fest.

1 Während des Einatmens beugen Sie die Arme und kommen Sie mit dem Oberkörper so tief es geht; wenn möglich, befindet sich die Brust nur wenige Zentimeter über dem Halbrund. Halten Sie Ihren Körper vom Scheitel bis zu den Fersen in einer Linie.

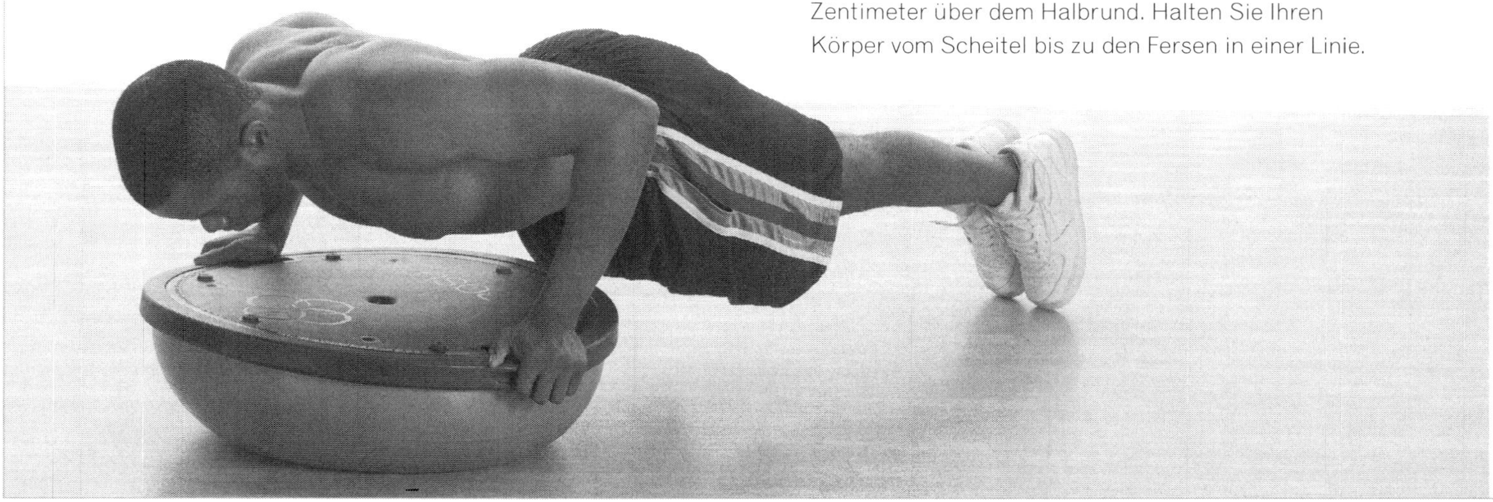

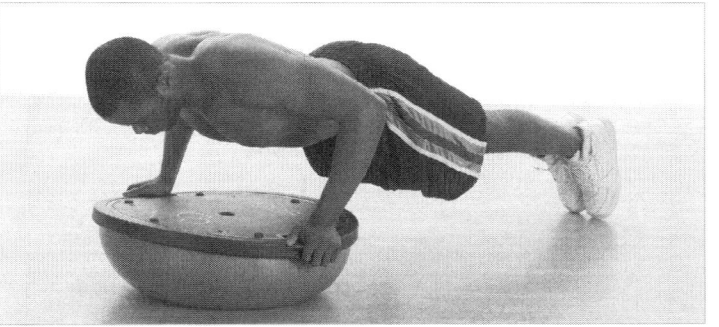

2 Drücken Sie sich mit der Ausatmung aus Brust-, oberen Rücken- und Armmuskeln heraus wieder nach oben. Spannen Sie die Rumpfmuskeln stets fest an, um die Balance zu halten.

Abwechselnder Liegestütz

Diese Variante beansprucht besonders intensiv Schultern und Trizeps. Gleichzeitig wird damit Ihre aerobe Leistungsfähigkeit gefördert.

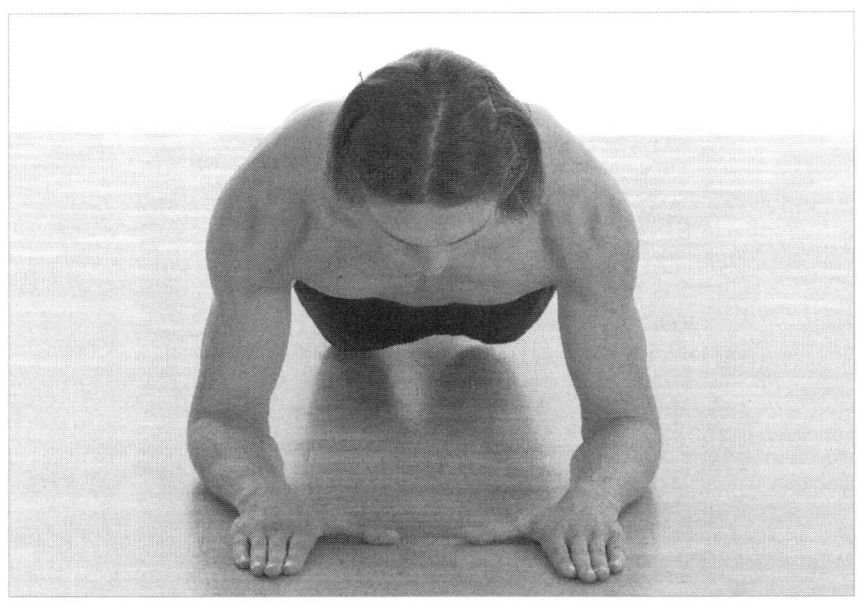

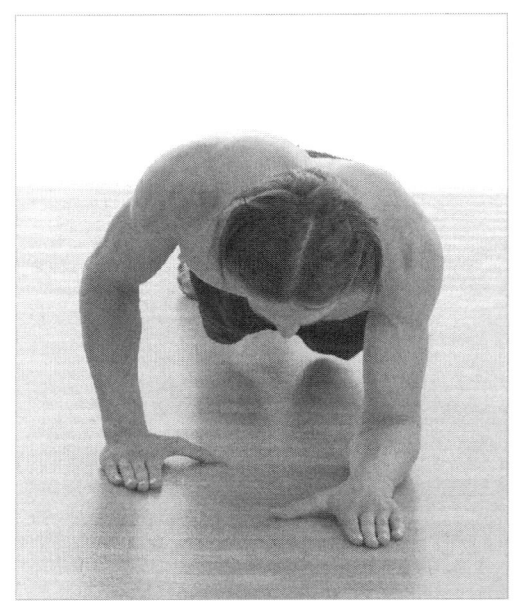

AUSGANGSPOSITION: Gehen Sie diesmal in den Unterarmstütz. Ihr Körper bildet eine Linie – von den Schultern bis zu den Fersen. Spannen Sie die Rumpfmuskeln fest an, damit Ihre Hüften während der Bewegungen nicht zum Boden absinken.

1 Mit dem Ausatmen setzen Sie zuerst die rechte Hand auf dem Boden auf und drücken sich hoch.

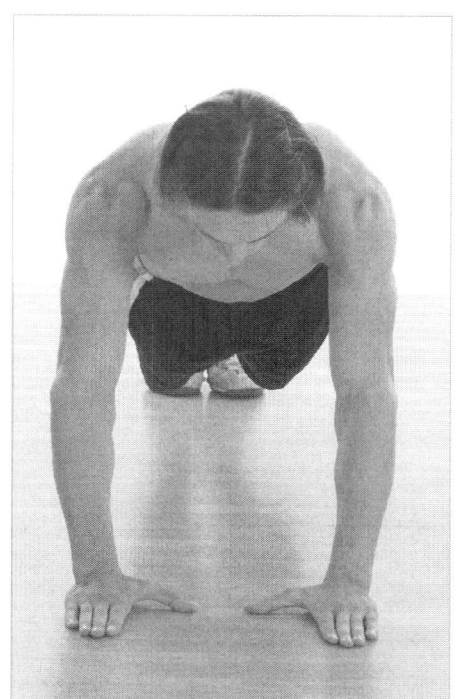

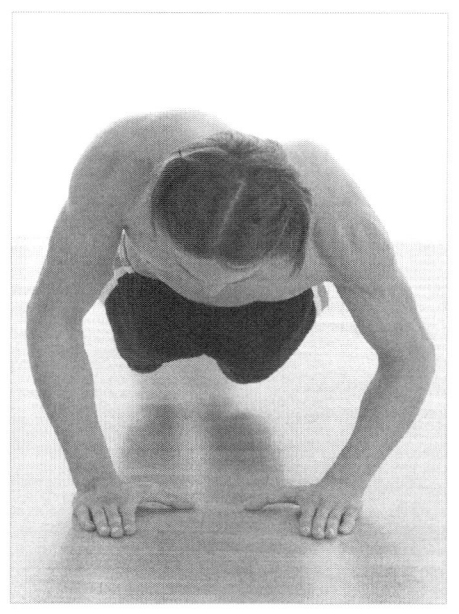

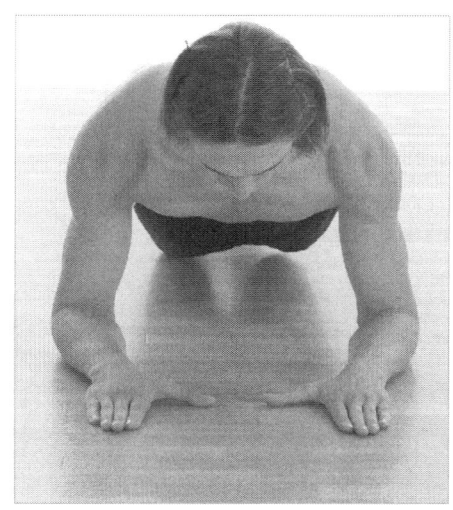

2 Dann setzen Sie die linke Hand auf, sodass Sie jetzt in der klassischen Liegestützposition sind.

3 Kommen Sie dann wieder tief, indem Sie zuerst den linken Unterarm auf dem Boden aufstützen.

4 Setzen Sie zum Schluss auch den rechten Unterarm auf, bis Sie wieder im Unterarmstütz sind.

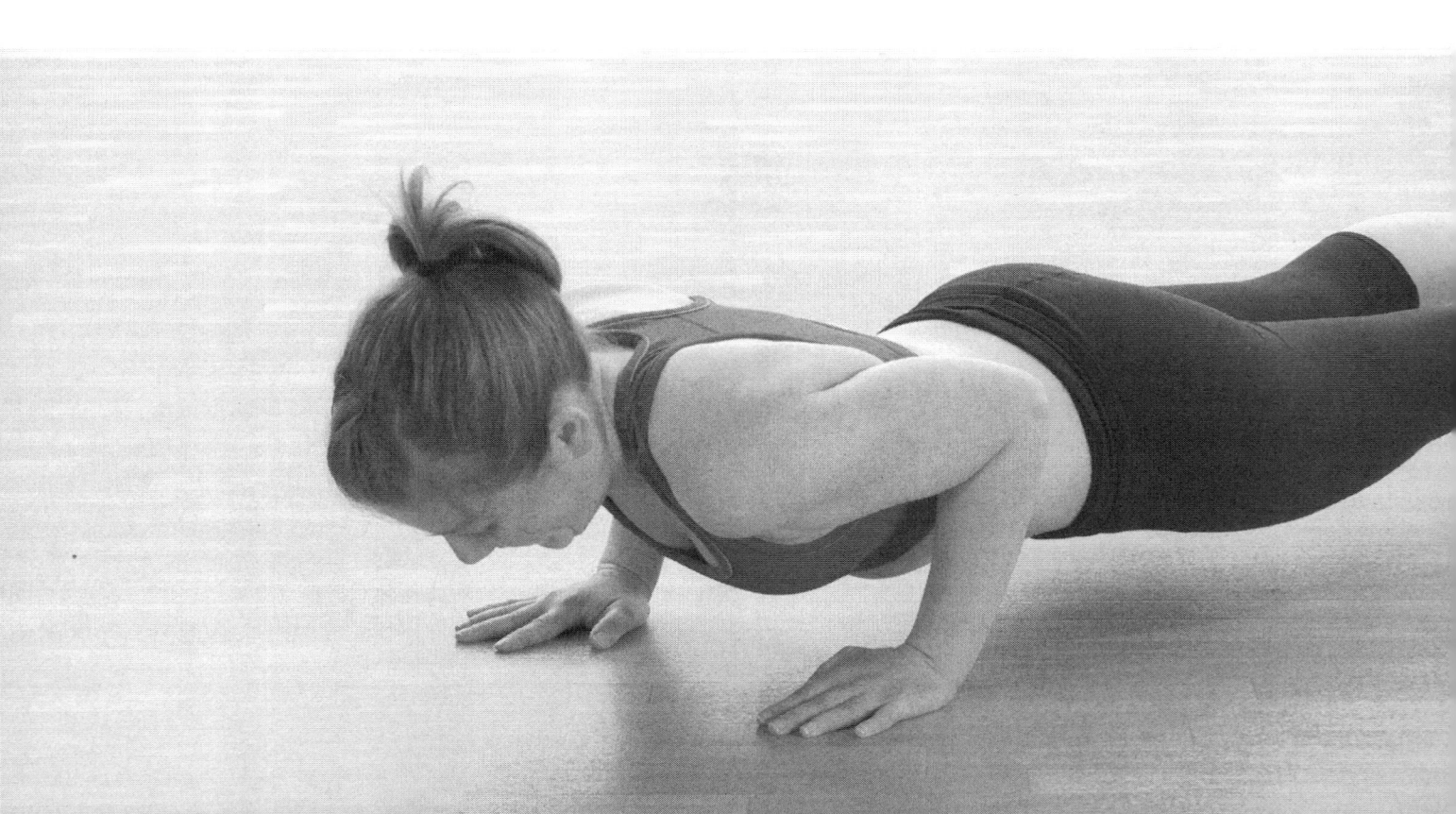

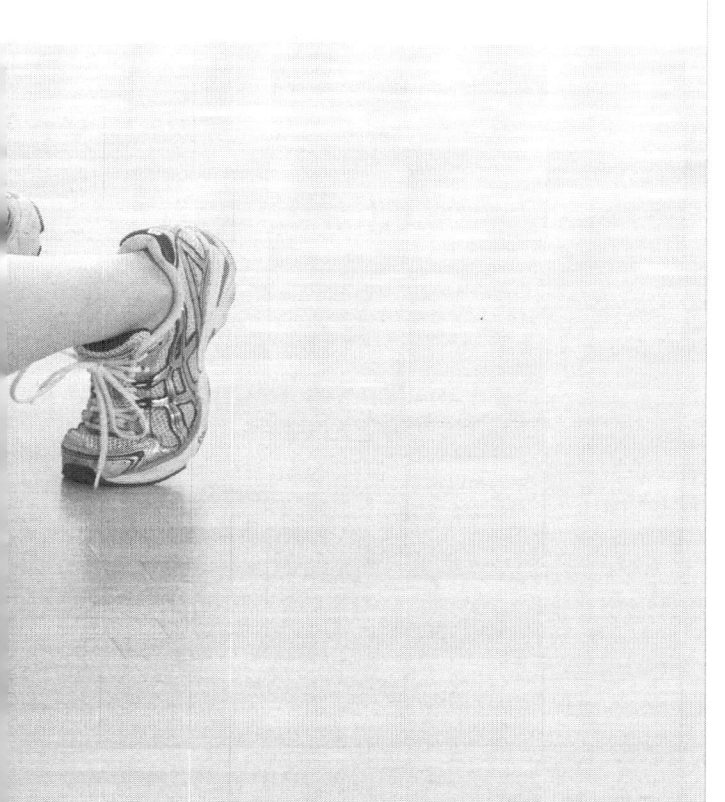

I ANHANG

Aufwärmen

Um das Maximum aus Ihrem Training herauszuholen, ist ein gründliches Aufwärmen unerlässlich. Nehmen Sie sich daher Zeit und geben Sie Ihrem Körper die Möglichkeit, vor dem Training Körpertemperatur, Herzschlag und Atemfrequenz zu erhöhen. Durch ein effektives Aufwärmen werden außerdem die Gelenke mobilisiert und die Leitungsbahnen zwischen Nerven und Muskeln stimuliert.

Das Aufwärmen nimmt nicht viel Zeit in Anspruch. Etwa zehn Minuten genügen, um Ihren Körper und vor allem die Muskeln auf die bevorstehenden Belastungen vorzubereiten. Denken Sie daran, dass ein ordentliches Aufwärmtraining Ihre Leistungen wesentlich verbessert und Sie dadurch das Verletzungsrisiko minimieren.

Der Einfachheit halber habe ich Ihnen ein einfaches Aufwärmprogramm zusammengestellt, das aus vier Teilen besteht:

- **LEICHTE MOBILISIERUNG:** Einfache Bewegungen sollen die Gelenke erst einmal lockern.

- **PULSSCHLAG ERHÖHEN:** Eine leichte aerobe Aktivität, deren Intensität kontinuierlich zunimmt, soll den Herzschlag erhöhen.

- **SPEZIFISCHE MOBILISIERUNG:** Dynamische, übungsspezifische Bewegungen sollen die Gelenksmobilisation unterstützen.

- **FINALE PULSSCHLAGERHÖHUNG:** Das ist die letzte Stufe, um Herzfrequenz und Körpertemperatur auf die bevorstehenden Übungen abzustimmen.

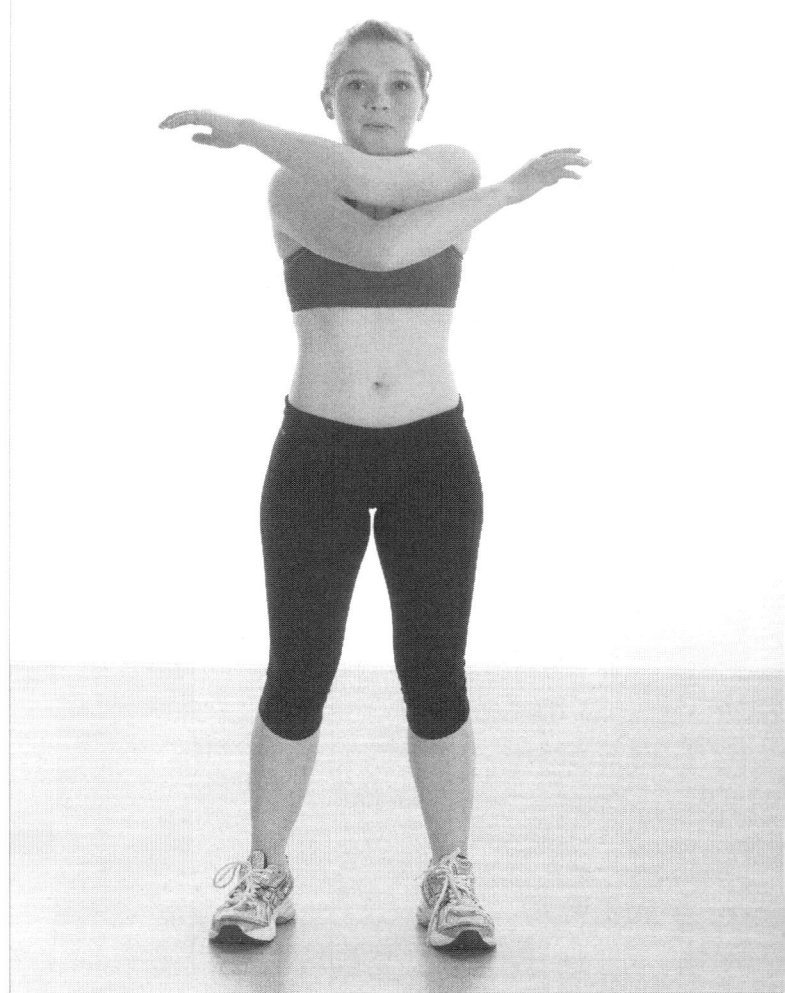

Leichte Mobilisierung

Mit diesen sanften Bewegungen mobilisieren Sie die Gelenke. Sie können alle Übungen im Sitzen oder Stehen ausführen. Wiederholen Sie jede Bewegung sieben- bis achtmal.

Nacken

AUSGANGS-POSITION: Setzen Sie sich aufrecht auf einen Stuhl oder eine Bank.

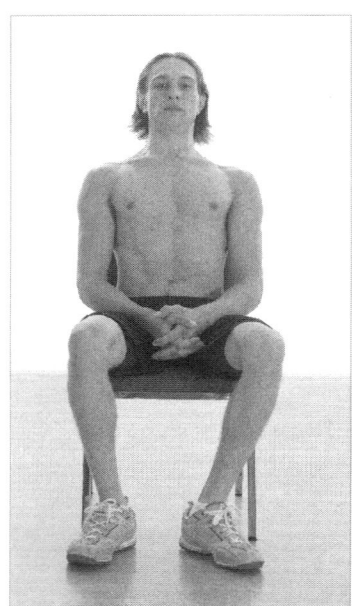

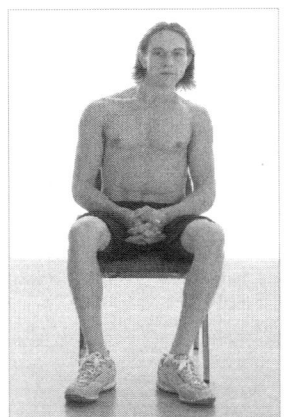 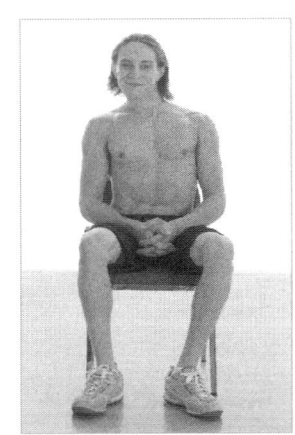

1 Schieben Sie den Kopf zuerst nach links, dann nach rechts.

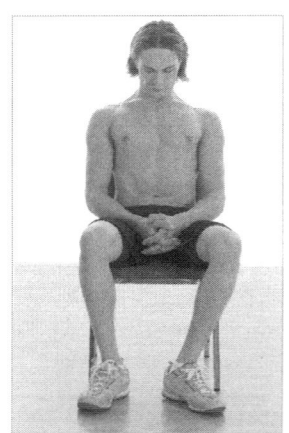

2 Legen Sie dann vorsichtig den Kopf in den Nacken, anschließend kommen Sie nach vorn und ziehen das Kinn sanft zur Brust.

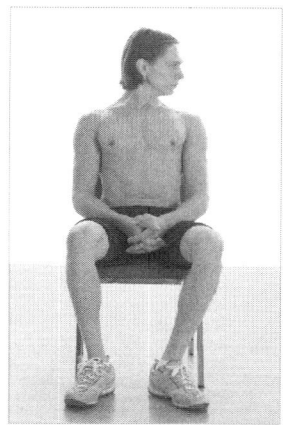 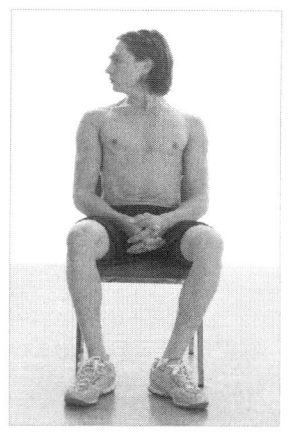

3 Jetzt drehen Sie den Kopf nach links und rechts.

4 Zum Abschluss beschreiben Sie mit dem Kopf einen Kreis, erst im Uhrzeigersinn und dann gegen den Uhrzeigersinn.

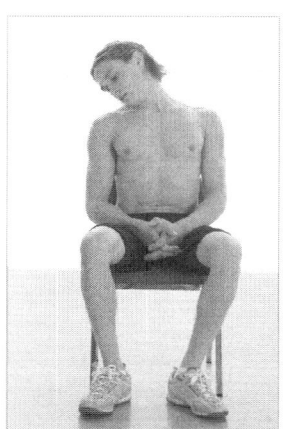 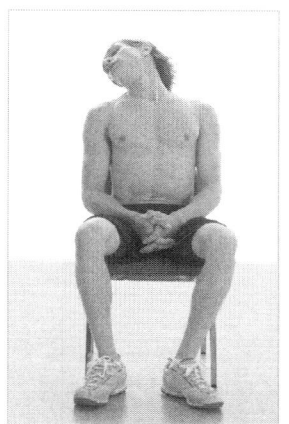 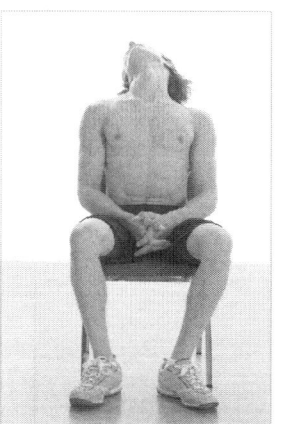 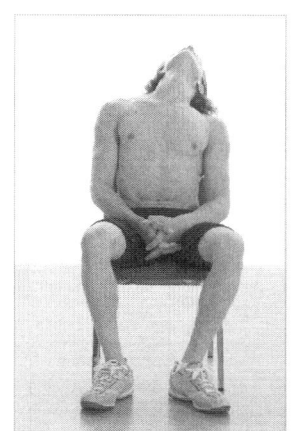 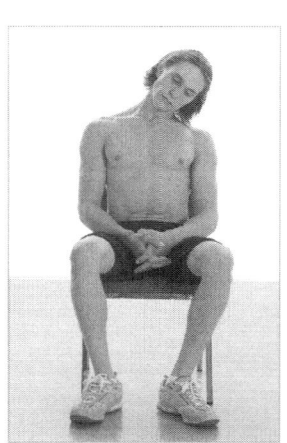

Schultern

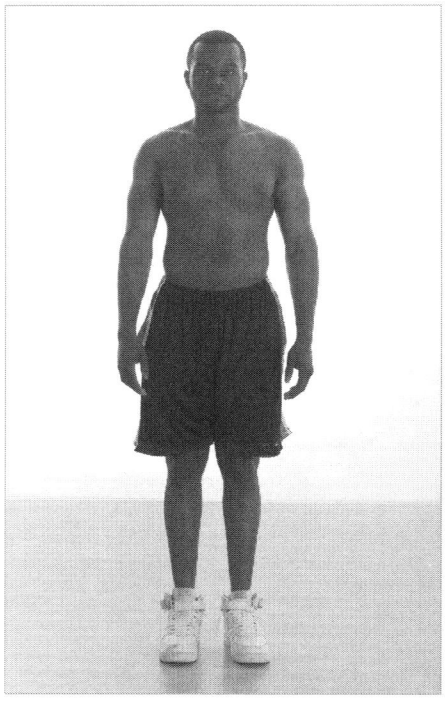

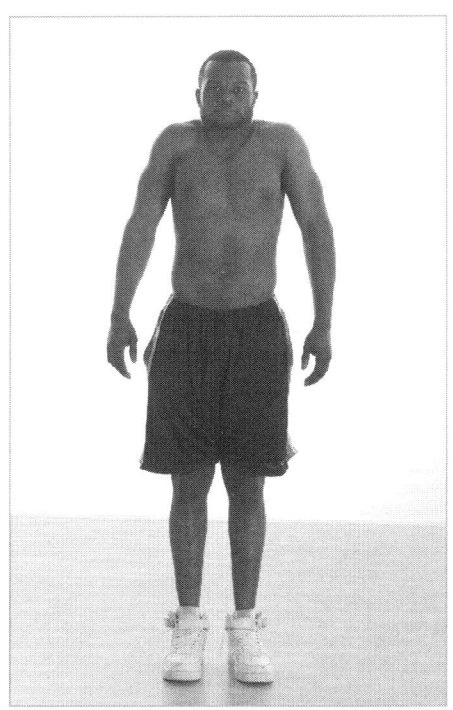

AUSGANGSPOSITION: Nehmen Sie einen aufrechten Stand ein, Ihre Füße sind leicht geöffnet, die Arme hängen locker nach unten.

1 Ziehen Sie nun die Schultern nach oben und rollen Sie sie nach hinten und wieder nach unten.

Rumpf

AUSGANGSPOSITION:
Nehmen Sie einen aufrechten Stand ein, die Füße sind hüftbreit geöffnet.

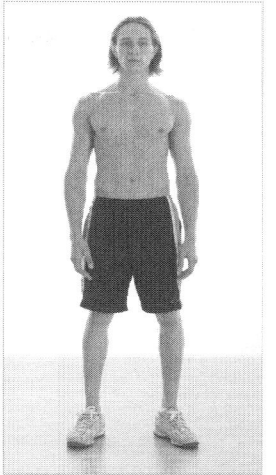

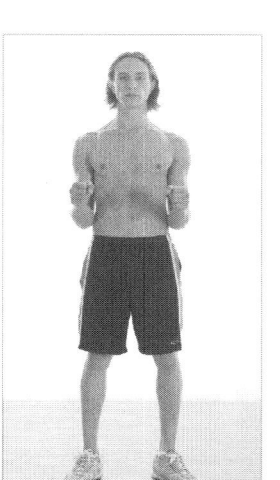
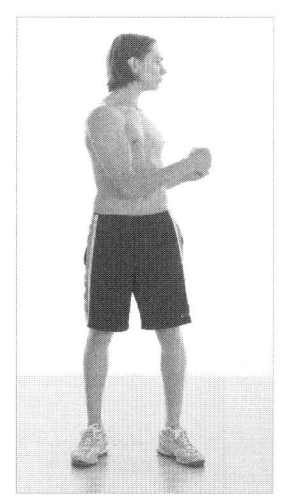
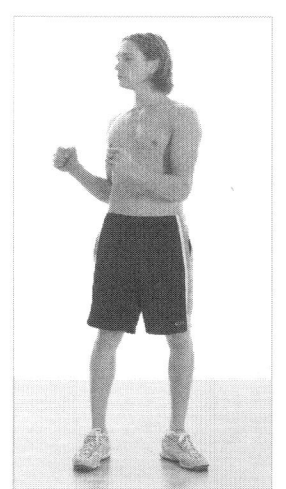

1 Beugen Sie die Arme und legen Sie die Ellenbogen an der Taille an. Die Unterarme zeigen nach vorn, die Hände sind zu leichten Fäusten geballt. Jetzt drehen Sie den Oberkörper nach links und rechts. Die Hüften bleiben dabei stabil und drehen nicht mit.

2 Lassen Sie dann die Arme hängen und neigen Sie den Oberkörper im Wechsel nach rechts und links, wobei Ihre Hand seitlich am Bein entlangfährt.

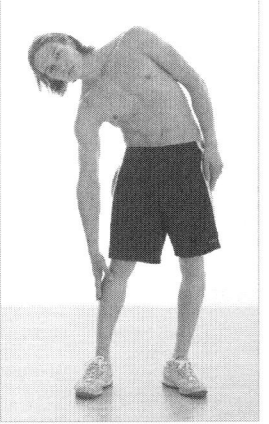
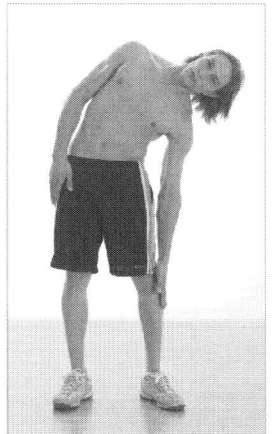

Pulsschlag erhöhen

Das Ziel hier ist eine Erhöhung der Körpertemperatur und der Herzfrequenz. Beginnen Sie, zügig am Platz zu marschieren. Steigern Sie langsam die Intensität und gehen Sie in lockeres Laufen über für insgesamt 2–4 Minuten. Versuchen Sie stets, in einer aufrechten Haltung zu bleiben. Fixieren Sie einen Punkt vor sich an der Wand, damit Ihr Blick nach vorn gerichtet bleibt.

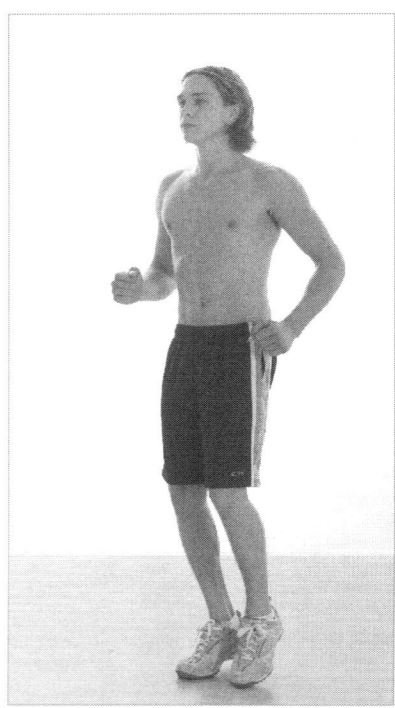
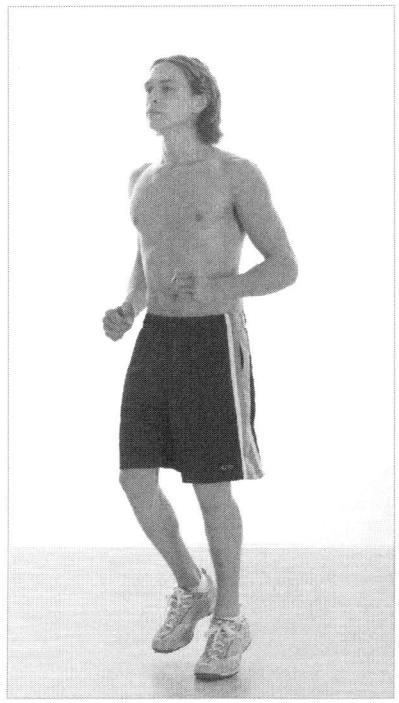
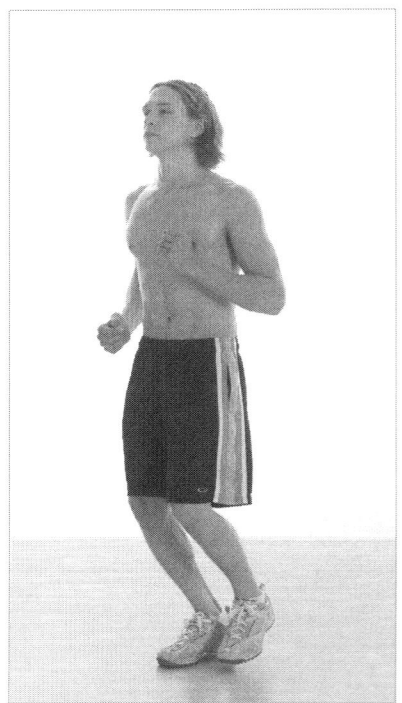

Spezifische Mobilisierung

Mit diesen dynamischen Bewegungen werden die Gelenke intensiv aktiviert, um Ihren Oberkörper auf die bevorstehende Belastung vorzubereiten.

Arme und Schultern

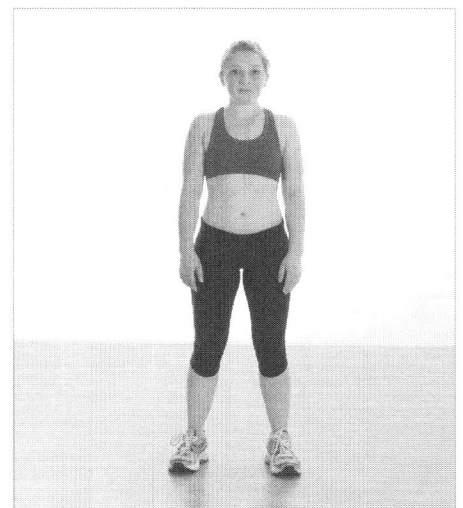

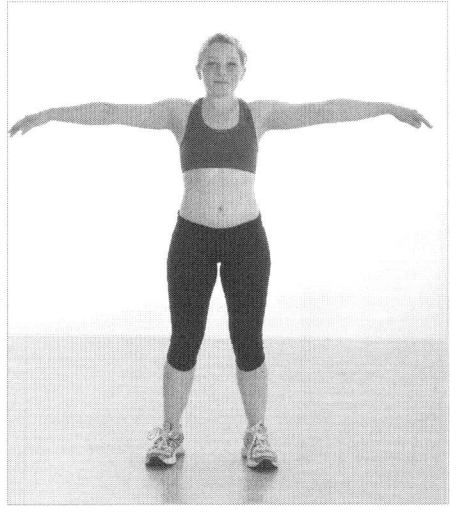

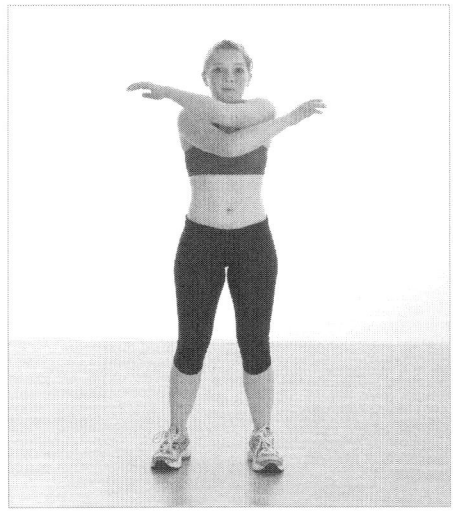

AUSGANGSPOSITION: Nehmen Sie einen aufrechten Stand ein.

1 Strecken Sie nun die Arme auf Schulterhöhe zu den Seiten aus.

2 Kreuzen Sie dann die Arme schwungvoll vor der Brust und öffnen Sie sie wieder. Wiederholen Sie die Bewegung sechs- bis achtmal.

Armkreisen

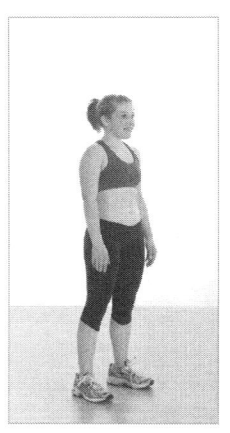 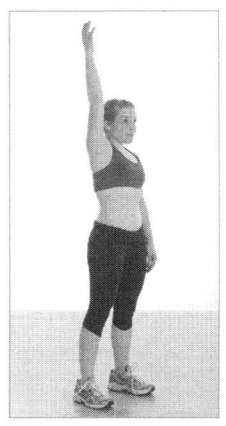 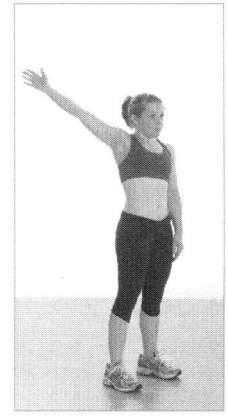 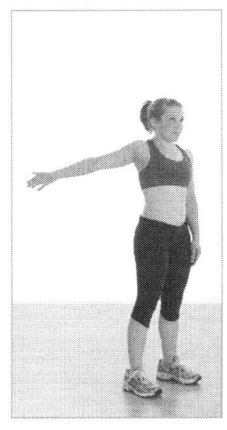 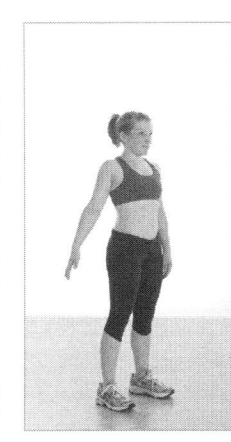 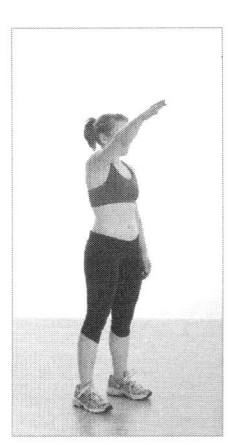

AUSGANGS-POSITION:

Nehmen Sie einen aufrechten Stand ein.

1 Strecken Sie den rechten Arm nach oben und führen Sie große Kreise nach hinten aus. Machen Sie sechs bis acht Wiederholungen mit dem rechten Arm, dann wechseln Sie zum linken Arm.

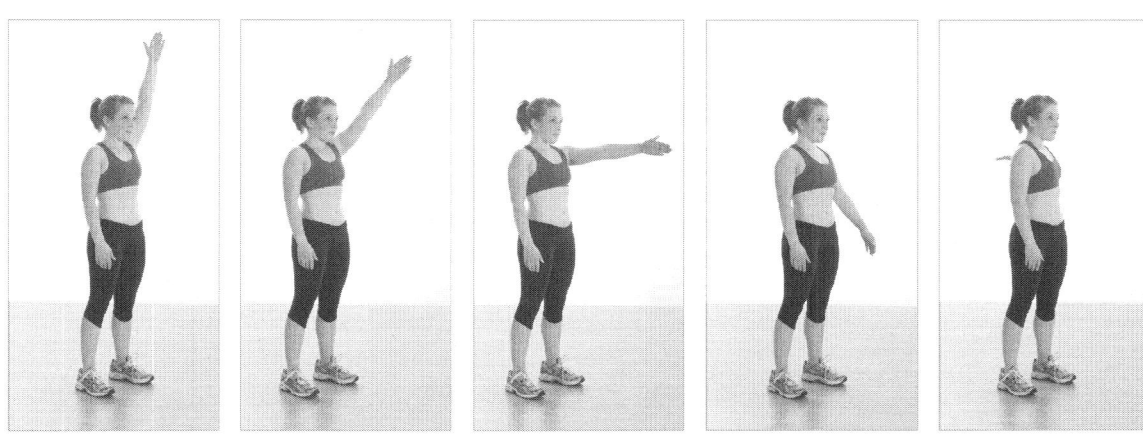

2 Führen Sie mit dem linken Arm direkt im Anschluss Kreise nach vorn aus und wechseln Sie dann zum rechten Arm. Absolvieren Sie pro Arm wieder sechs bis acht Wiederholungen.

Rumpf

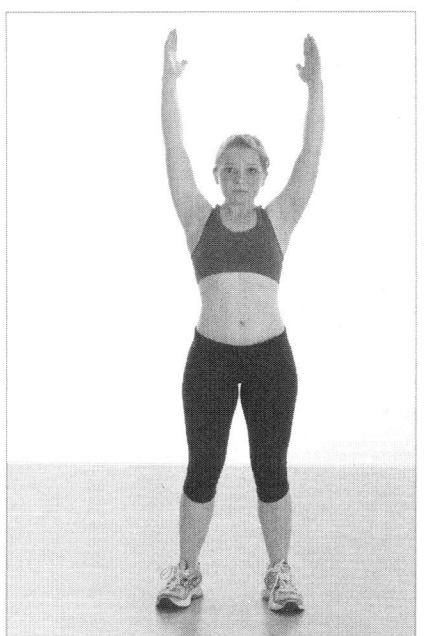

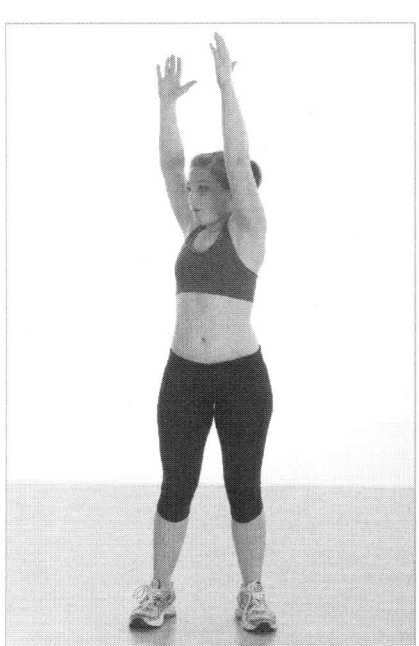

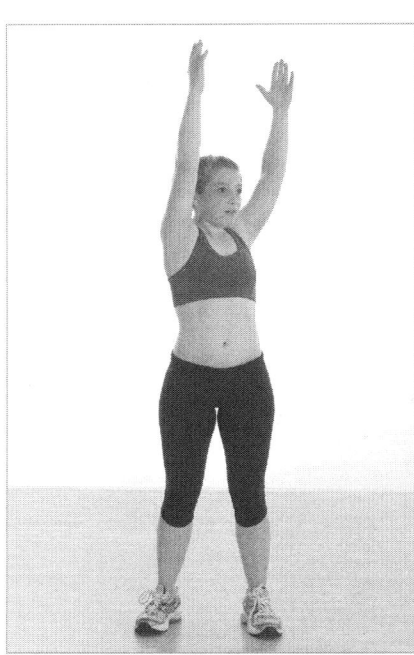

AUSGANGSPOSITION: Stehen Sie wieder aufrecht mit hüftbreit geöffneten Füßen und strecken Sie beide Arme nach oben.

1 Rotieren Sie nun Ihren Oberkörper nach rechts. Ihre Hüften bleiben dabei stabil und drehen nicht mit. Die Bewegung wird von den Armen geführt. Ihr Kopf bleibt aufrecht und folgt der Bewegungsrichtung der Wirbelsäule.

2 Drehen Sie nun den Oberkörper zur linken Seite. Führen Sie sechs bis acht Wiederholungen zu jeder Seite aus.

Finale Pulsschlagerhöhung

Jetzt werden Herzfrequenz und Körpertemperatur noch ein weiteres Mal erhöht. Beginnen Sie, locker am Platz zu laufen, und steigern Sie kontinuierlich das Tempo. Halten Sie dieses Tempo für 2–4 Minuten. Achten Sie darauf, dass Sie in einer aufrechten Körperhaltung bleiben. Fixieren Sie direkt vor sich an einer Wand einen Punkt, damit Ihr Blick stets geradeaus nach vorn gerichtet ist.

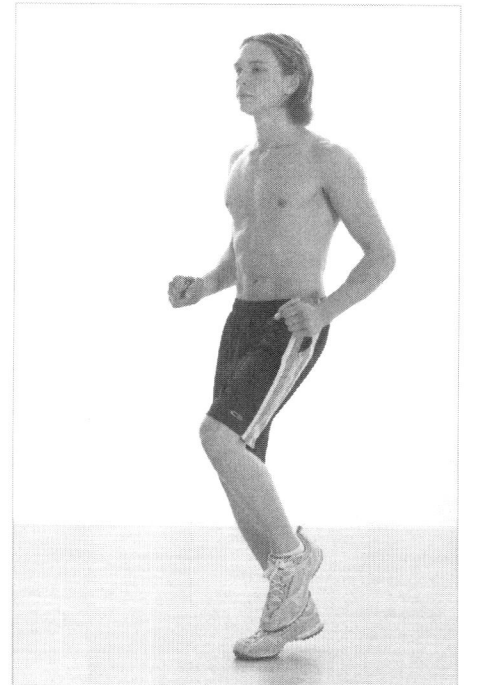 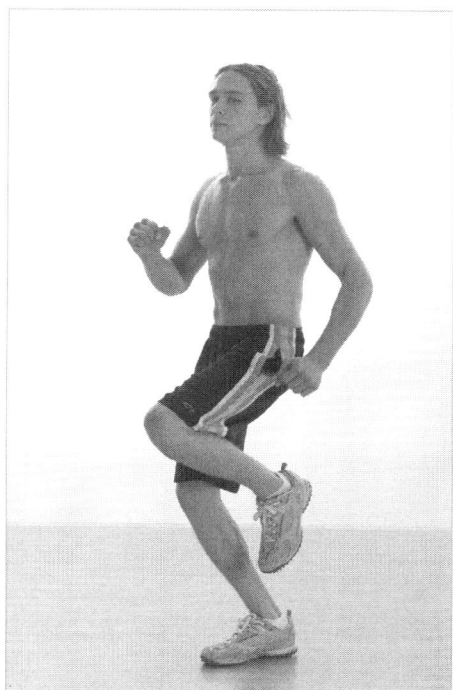 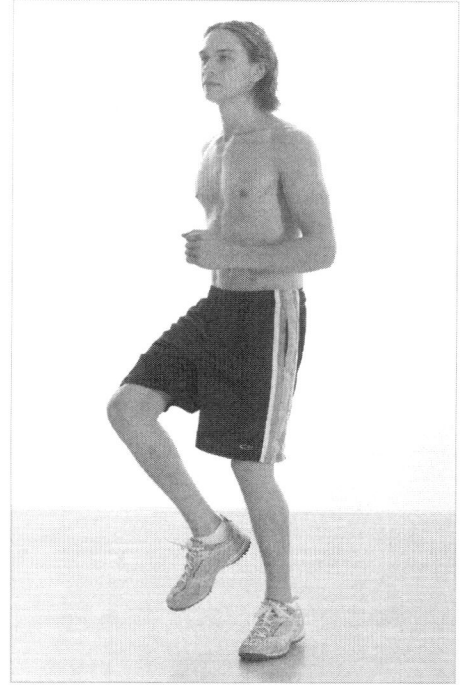

Dehnen

Mit dem Dehnen werden die Muskeln wieder in die Länge gezogen. Es trägt außerdem entscheidend zum Erfolg Ihres Krafttrainings bei. Ein abschließendes Dehnprogramm ist sogar noch wichtiger als ein Dehnen vor dem Training. Grundsätzlich gilt immer – egal, welche Art des Trainings es ist: Aufwärmen.

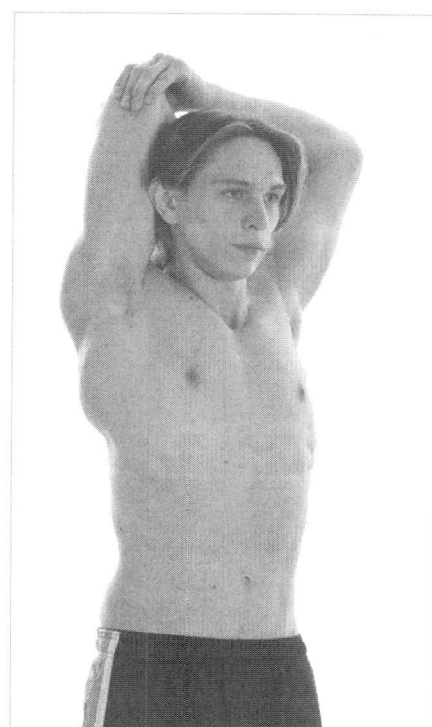

Der beste Zeitpunkt zum Dehnen ist direkt nach dem Training, wenn die Muskeln noch warm sind. Sie reagieren zusammen mit dem Bindegewebe positiver auf den Dehnreiz und die Verletzungsgefahr ist geringer. Viele Sportler empfinden ein abschließendes Dehnen als sehr entspannend. Ein weiterer Vorteil ist, dass Sie die Muskeln wieder in ihre ursprüngliche Länge ziehen und so deren Flexibilität steigern. Eine verbesserte Flexibilität vergrößert auch die Bewegungsamplitude eines Gelenks oder einer Gelenkgruppe, was wiederum das Gelenk selbst stärkt und den Blutfluss in die umliegende Muskulatur erhöht. Im Gegensatz dazu sinkt die Flexibilität rasch, wenn Muskeln und Bindegewebe nicht regelmäßig trainiert und gedehnt werden.

Regelmäßiges Dehnen nach dem Training

- unterstützt Atmung und Herzfrequenz dabei, wieder allmählich auf normales Niveau zurückzukommen;

- bereitet die Muskulatur auf die nächste Trainingseinheit am darauffolgenden Tag oder in ein paar Tagen vor;

- hilft, dass Abfallprodukte wie Milchsäure, die während eines anstrengenden Trainings vermehrt gebildet wird, schneller abtransportiert werden;

- reduziert das Risiko einer Muskelzerrung;

- verringert die Bildung von Muskelverspannungen und Muskelkater nach dem Training;

- führt zu einer verbesserten Körperwahrnehmung.

Stellen Sie sicher, dass Sie nach dem Training wirklich jede beanspruchte Muskelgruppe dehnen, und nehmen Sie sich Zeit dafür. Dehnen Sie die folgenden Muskelgruppen wie angegeben. Wenn Sie möchten, können Sie eine Wiederholung anschließen.

Wichtig: Dehnübungen verbessern die sportliche Leistungsfähigkeit. Sie müssen aber korrekt ausgeführt werden. Beachten Sie daher folgende Empfehlungen:

- Führen Sie die Dehnung bewusst und kontrolliert aus.

- Konzentrieren Sie sich auf den zu dehnenden Muskel und versuchen Sie, ihn in die Länge zu ziehen.

- Halten Sie die Dehnung so lange wie angegeben. Eine Verlängerung der Haltezeit führt zu keinem besseren Ergebnis.

- Atmen Sie normal weiter und entspannen Sie sich, während Sie die Dehnung halten.

- Dehnen Sie nicht über den Punkt hinaus, wo es unangenehm wird. Sie sollten keine Schmerzen verspüren.

- Führen Sie keine wippenden Bewegungen aus, sondern halten Sie die Dehnung entspannt.

- Wenn ein Muskel besonders verspannt ist, gehen Sie etappenweise vor: Halten Sie die maximale Dehnung für einige Sekunden, entspannen Sie und dehnen Sie erneut.

- Achten Sie darauf, dass Sie immer beide Körperseiten dehnen.

- Lösen Sie die Dehnung stets langsam auf, bevor Sie zur nächsten Muskelgruppe wechseln.

- Wenn Sie zu heftig dehnen, riskieren Sie Muskelverletzungen und verlängern die Regenerationsphase unnötig.

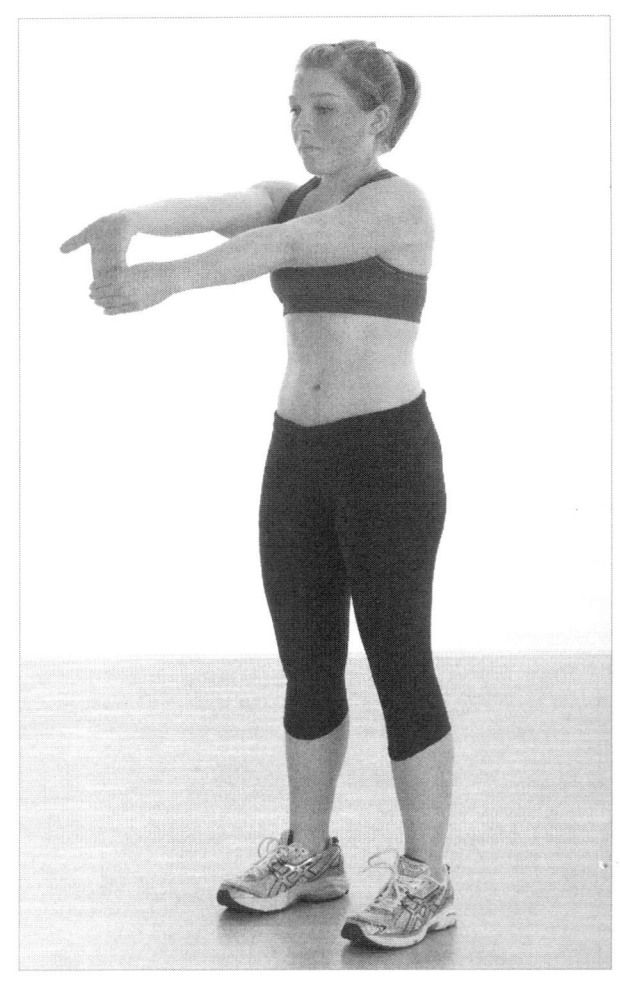

Nacken

Stehen Sie aufrecht und neigen Sie den Kopf langsam so zur Seite, dass sich das rechte Ohr der rechten Schulter annähert.

Um die Dehnung zu intensivieren, legen Sie die rechte Hand auf die linke Kopfaußenseite und ziehen Sie vorsichtig den Kopf noch etwas weiter zur Seite.

Halten Sie die Dehnung für 10–15 Sekunden, richten Sie den Kopf wieder langsam auf und wechseln Sie zur anderen Seite.

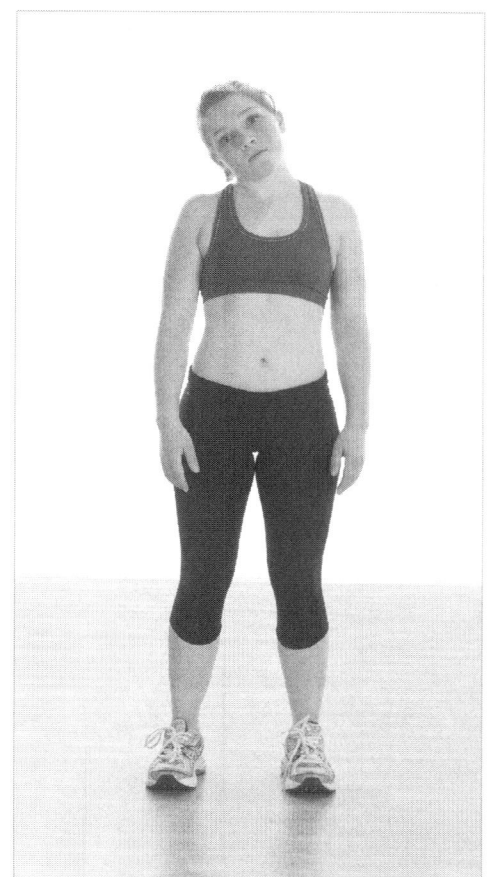
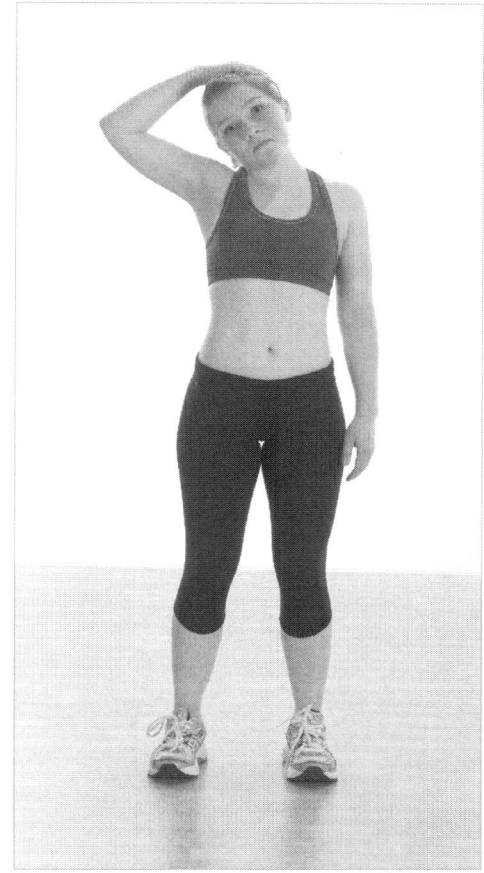

Brust

Stehen Sie aufrecht und verschränken Sie die Hände hinter dem Rücken, die Handflächen zeigen nach oben.

Nun ziehen Sie vorsichtig die Arme leicht nach hinten oben, bis Sie eine Dehnung im Brustbereich verspüren. Lassen Sie die Schultern tief und die Arme möglichst gestreckt.

Halten Sie die Dehnung für 10–15 Sekunden und schließen Sie eine Wiederholung an.

Schultern

Stehen Sie aufrecht, die Füße sind hüftbreit geöffnet.

Kreuzen Sie mit dem gestreckten rechten Arm den Oberkörper. Nehmen Sie den linken Arm gebeugt nach oben und legen Sie den rechten Arm in die Ellenbogenbeuge. Ziehen Sie mithilfe des linken Arms den rechten Arm sanft zur Brust. Lassen Sie unbedingt die Schultern tief.

Halten Sie die Dehnung für 10–15 Sekunden und dehnen Sie dann die andere Schulter.

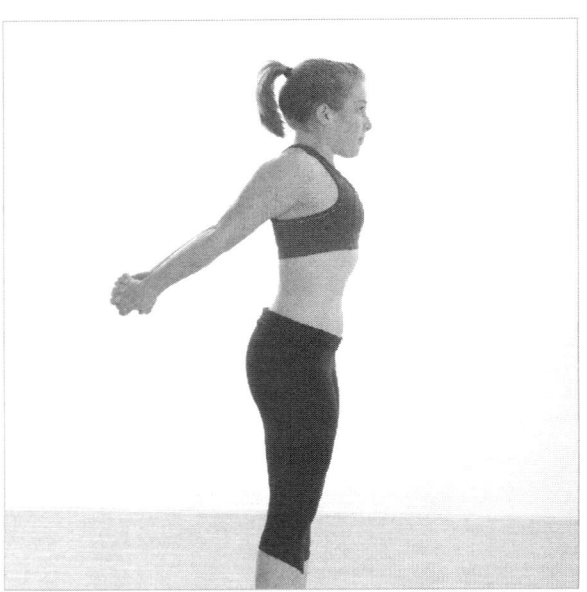

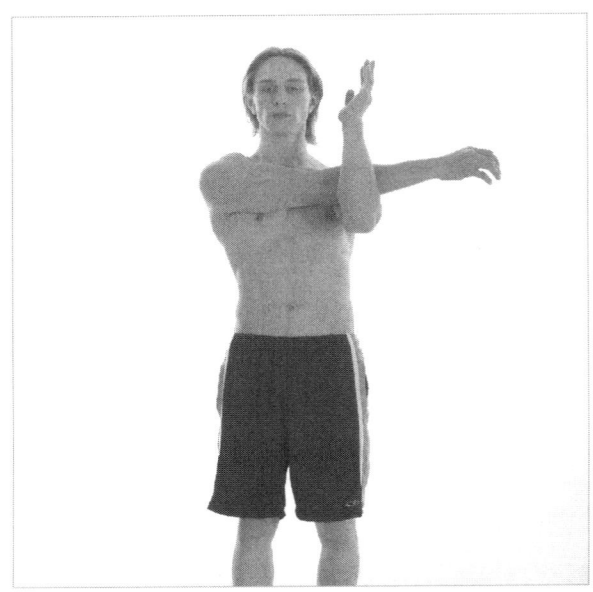

Oberer Rücken und Schultern

Stehen Sie aufrecht, die Füße sind hüftbreit geöffnet und die Knie leicht gebeugt.

Verschränken Sie die Hände vor der Brust und strecken Sie die Arme nach vorn. Dies geschieht aus Schultern und oberem Rücken heraus. Ziehen Sie dabei die Schulterblätter weit auseinander, sodass Ihr oberer Rücken rund wird.

Halten Sie die Dehnung für 10–15 Sekunden, entspannen Sie und schließen Sie eine Wiederholung an.

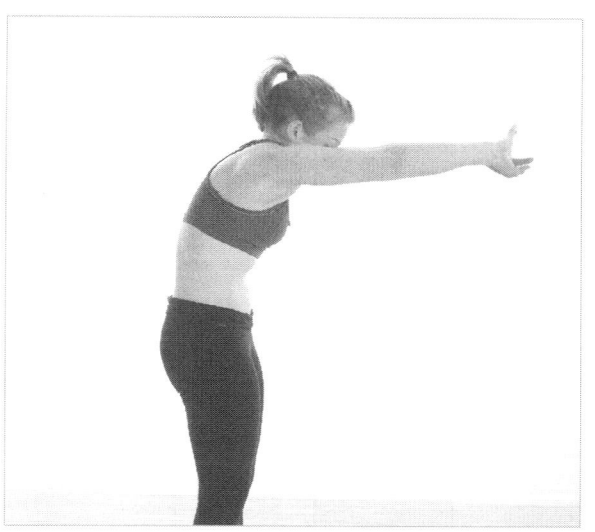

Rücken

Gehen Sie in die Bauchlage und legen Sie die Unterarme ab. Die Handflächen sind fest auf dem Boden, die Unterarme zeigen geradeaus.

Dann heben Sie langsam und kontrolliert den Oberkörper an und stützen sich auf den Unterarmen auf. Dabei befinden sich die Ellenbogengelenke direkt unter den Schultern. Ihr Blick geht geradeaus, der Nacken ist lang.

Pressen Sie die Hüften zum Boden und spüren Sie, wie der Rücken lang wird.

Halten Sie die Dehnung für 10–15 Sekunden.

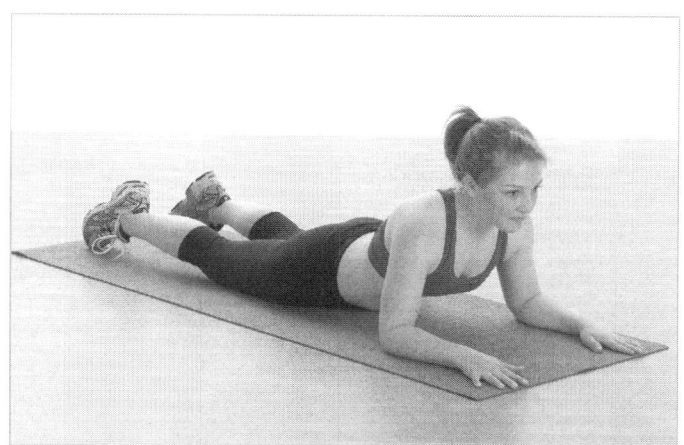

Unterarme und Handgelenke

Stellen Sie sich mit hüftbreit geöffneten Füßen aufrecht hin und strecken beide Arme auf Schulterhöhe nach vorn.

Drehen Sie die rechte Handfläche nach oben. Umschließen Sie nun mit der linken Hand die Finger der rechten Hand und ziehen Sie die Hand vorsichtig wieder zum Körper hin. Sie verspüren nun eine Dehnung im Handgelenk und auf der Unterseite des Arms.

Halten Sie die Dehnung für 10 Sekunden und wechseln Sie dann die Seite.

Trizeps

Stellen Sie sich mit hüftbreit geöffneten Füßen aufrecht hin. Nehmen Sie den linken Arm nach oben, beugen Sie ihn und bringen Sie die Handfläche zwischen die Schulterblätter. Mit der rechten Hand fassen Sie das linke Ellenbogengelenk und ziehen sanft den linken Arm nach hinten unten.

Halten Sie die Dehnung für 10–15 Sekunden und führen Sie die Dehnung mit dem anderen Arm aus.

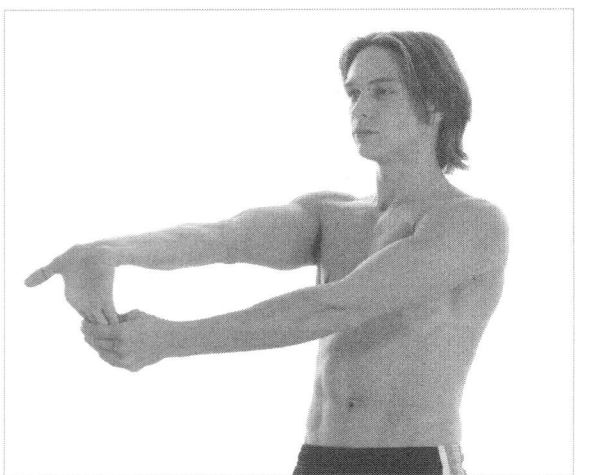

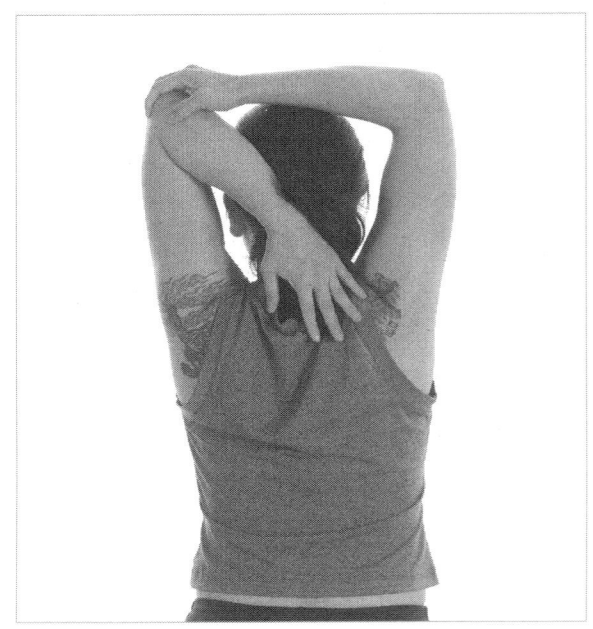

Vorbereitungs-programm

Beim Einstiegstest haben Sie nur ein oder zwei wirklich sauber ausgeführte Liegestütze geschafft und waren anschließend bereits erschöpft? Lassen Sie sich nicht entmutigen! Es gibt zahlreiche Möglichkeiten, wie Sie *die Push-up-Challenge* trotzdem durchführen können.

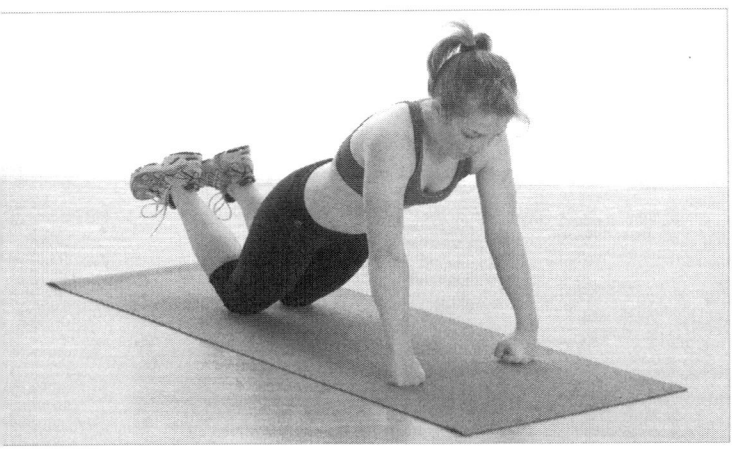

Vergessen Sie nicht, dass das Hauptziel meines Trainings-plans ist, Ihre Fitness, Kraft und allgemeine Gesundheit zu verbessern. Demnach spielt es eigentlich keine Rolle, welche Liegestützvariante Sie auswählen. Hauptsache, Sie bleiben motiviert und stellen sich immer wieder neuen Herausforderungen.

Das Vier-Wochen-Programm

In den kommenden vier Wochen bereiten Sie sich auf das große Sieben-Wochen-Programm vor. Die Übungen hier sind zwar weniger anspruchsvoll, aber trotzdem sehr effektiv. Ich empfehle Ihnen, Montag, Mittwoch und Freitag

als Trainingstage auszuwählen, sodass Sie das Wochenen-de zur Regeneration haben. Selbstverständlich können Sie auch andere Tage wählen, solange Sie beachten, dass Sie zwischen den Trainingstagen immer einen Ruhetag einle-gen. Ihren Trainingsfortschritt können Sie im Tagebuch ab Seite 142 festhalten.

In **WOCHE EINS** absolvieren Sie Liegestütze im Stehen gegen eine Wand abgestützt. Sie machen insge-samt fünf Sätze mit jeweils 60 Sekunden Pause zwischen den Sätzen. Die Anzahl der Wiederholungen variiert.

In **WOCHE ZWEI** setzen Sie Ihre neu gewonnene Kraft ähnlich ein, stützen sich aber jetzt auf einem Tisch ab.

In **WOCHE DREI** wird es schon schwieriger: Sie absolvieren jetzt die Liegestütze an einem Stuhl, bevor Sie in **WOCHE VIER** zu knienden Liegestützen ohne Hilfsmittel wechseln.

Mit diesem Vier-Wochen-Programm starten Sie gut gerüstet in den Sieben-Wochen-Plan.

Sollten Sie mit einer der Trainingswochen Schwierig-keiten haben, dann empfehle ich Ihnen, das Training der entsprechenden Woche noch einmal zu wiederholen, bevor Sie zur nächsten Trainingswoche übergehen.

Wichtig: Bevor Sie mit dem Programm beginnen, soll-ten Sie sich mit den Übungen vertraut machen, indem Sie unbedingt die Beschreibungen aufmerksam lesen und sich die Bilder auf den Seiten 137–141 genau ansehen.

Vorprogramm Woche 1: Liegestütz an der Wand

		SATZ 1	SATZ 2	SATZ 3	SATZ 4	SATZ 5	SATZ 6	SATZ 7	SATZ 8	
Montag	aufwärmen	5	8	5	5	10	—	—	—	dehnen
Dienstag					Ruhetag					
Mittwoch	aufwärmen	6	10	6	6	12	—	—	—	dehnen
Donnerstag					Ruhetag					
Freitag	aufwärmen	7	12	7	7	15	—	—	—	dehnen
Samstag					Ruhetag					
Sonntag					Ruhetag					

Vorprogramm Woche 2: Liegestütz am Tisch

		SATZ 1	SATZ 2	SATZ 3	SATZ 4	SATZ 5	SATZ 6	SATZ 7	SATZ 8	
Montag	aufwärmen	5	8	5	5	10	—	—	—	dehnen
Dienstag					Ruhetag					
Mittwoch	aufwärmen	6	10	6	6	12	—	—	—	dehnen
Donnerstag					Ruhetag					
Freitag	aufwärmen	7	12	7	7	15	—	—	—	dehnen
Samstag					Ruhetag					
Sonntag					Ruhetag					

60 Sekunden Pause zwischen jedem Satz (wenn nötig, verlängern Sie die Pause)

Aufwärmen und Dehnen nicht vergessen! (Seite 114–132)

Vorprogramm Woche 3: Liegestütz am Stuhl

		SATZ 1	SATZ 2	SATZ 3	SATZ 4	SATZ 5	SATZ 6	SATZ 7	SATZ 8	
Montag	aufwärmen	5	8	5	5	10	—	—	—	dehnen
Dienstag					Ruhetag					
Mittwoch	aufwärmen	6	10	6	6	12	—	—	—	dehnen
Donnerstag					Ruhetag					
Freitag	aufwärmen	7	12	7	7	15	—	—	—	dehnen
Samstag					Ruhetag					
Sonntag					Ruhetag					

Vorprogramm Woche 4: Liegestütz auf den Knien

		SATZ 1	SATZ 2	SATZ 3	SATZ 4	SATZ 5	SATZ 6	SATZ 7	SATZ 8	
Montag	aufwärmen	5	8	5	5	10	—	—	—	dehnen
Dienstag					Ruhetag					
Mittwoch	aufwärmen	6	10	6	6	12	—	—	—	dehnen
Donnerstag					Ruhetag					
Freitag	aufwärmen	7	12	7	7	15	—	—	—	dehnen
Samstag					Ruhetag					
Sonntag					Ruhetag					

60 Sekunden Pause zwischen jedem Satz (wenn nötig, verlängern Sie die Pause)

Aufwärmen und Dehnen nicht vergessen! (Seite 114–132)

Liegestütz an der Wand

Diese Variante reduziert den Druck auf Arm-, obere Rücken- und Bauchmuskulatur erheblich. Je näher Sie an der Wand stehen, desto einfacher ist die Übung. Achten Sie in jedem Fall immer darauf, dass Ihr Körper während der Ausführung eine gerade Linie bildet.

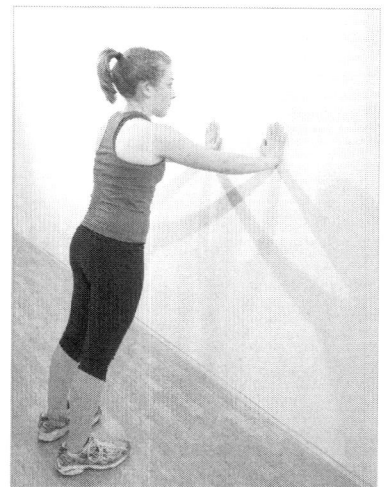

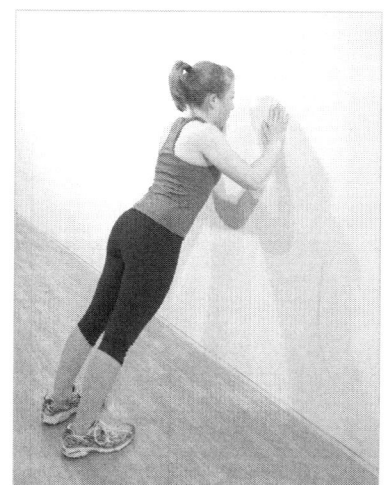

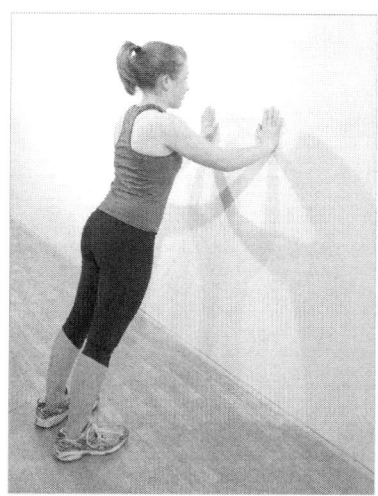

AUSGANGSPOSITION: Stellen Sie sich mit einem Abstand von 60–70 cm vor eine Wand. Strecken Sie die Arme auf Schulterhöhe nach vorn aus und stützen Sie sich an der Wand ab. Ihr Körper ist leicht schräg.

1 Beugen Sie nun die Ellenbogen und bringen Sie so den Körper nah zur Wand. Die Fersen bleiben dabei fest auf dem Boden. Ihre Brust ist jetzt wenige Zentimeter von der Wand entfernt, die Ellenbogen sind nah am Körper.

2 Drücken Sie sich anschließend mit den Händen wieder ab, bis Sie wieder in der Ausgangsposition sinc. Die gesamte Bewegung wird fließend und kontrolliert ausgeführt.

Liegestütz am Tisch

Diese Variante ist zwar etwas anspruchsvoller als der Liegestütz an der Wand, aber der Tisch bietet immer noch recht viel Unterstützung. Die Übung ist sehr effektiv und trainiert besonders die Muskulatur des oberen Rückens und den Trizeps.

Anmerkung: **Bevor Sie mit der Übung beginnen, sollten Sie sich von der Stabilität und Standfestigkeit des Tisches überzeugen.**

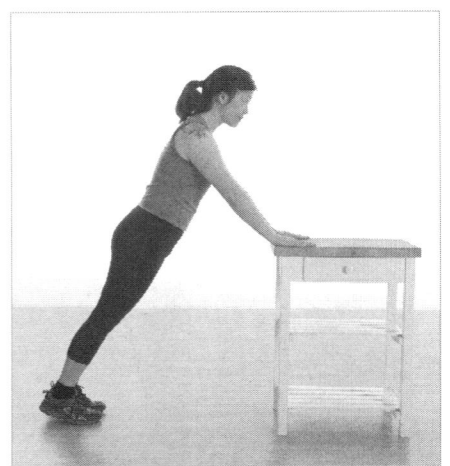
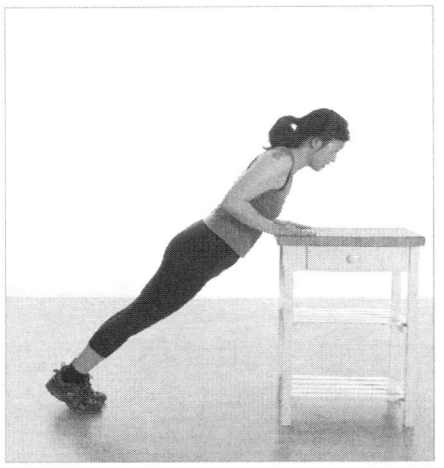
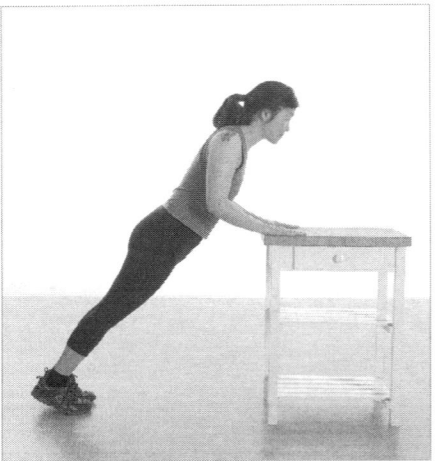

AUSGANGSPOSITION: Stellen Sie sich mit einem Abstand von 70–90 cm vor einen hüfthohen Tisch und umgreifen Sie die Vorderkante mit beiden Händen. Die Arme sind etwas mehr als schulterbreit geöffnet, die Fersen nur sehr leicht angehoben.

1 Beugen Sie nun die Ellenbogen und bringen Sie Ihre Brust so tief, bis sie nur noch wenige Zentimeter von der Tischkante entfernt ist. Die Ellenbogen dürfen nicht nach außen zeigen.

2 Drücken Sie sich mit den Händen wieder ab. Achten Sie darauf, dass Ihr Körper stets eine gerade Linie bildet. Die gesamte Bewegung wird fließend und kontrolliert ausgeführt.

Liegestütz am Stuhl

Diese Variante des Liegestützes ist noch etwas anspruchsvoller, da jetzt schon Ihre Arme komplett zum Einsatz kommen, um sich hochzudrücken. Sie können sich bereits voll und ganz auf die klassische Liegestützbewegung konzentrieren, ohne dabei aber den Oberkörper schon ganz zu belasten.

Anmerkung: **Bevor Sie mit der Übung beginnen, sollten Sie sich vergewissern, dass der Stuhl stabil genug ist, um Ihr Körpergewicht zu halten.**

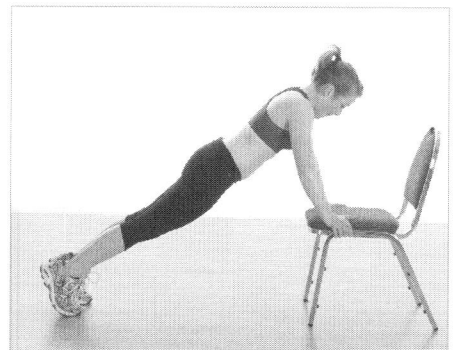

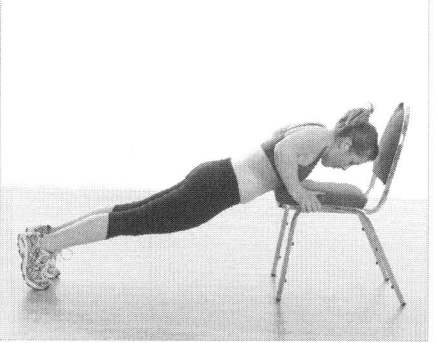

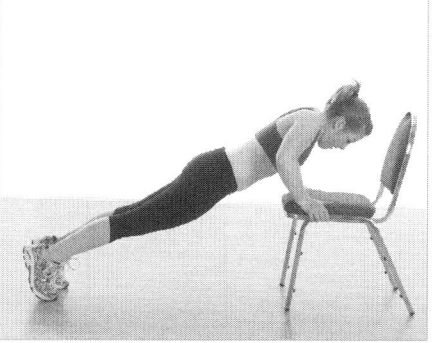

AUSGANGSPOSITION: Nehmen Sie die Liegestützposition ein, indem Sie die Außenkanten der Sitzfläche eines Stuhls mit den Händen greifen und Ihre Füße so weit vom Stuhl entfernt abstellen, dass Ihr Körper jetzt eine Linie bildet. Ihre Arme sind in einer fast senkrechten Position, es sind nur noch die Fußballen auf dem Boden.

1 Beugen Sie die Ellenbogen so weit, bis Ihre Brust nur noch wenige Zentimeter von der Stuhlkante entfernt ist. Halten Sie die Ellenbogen nah am Körper.

2 Drücken Sie sich aus den Händen heraus wieder nach oben in die Ausgangsposition und achten Sie darauf, dass Ihr Körper in einer Linie bleibt. Die gesamte Bewegung erfolgt fließend und kontrolliert.

Liegestütz auf den Knien

Wer den Liegestütz auf den Knien ausführt, reduziert die Belastung etwa um die Hälfte. Aber auch hier gilt: Achten Sie darauf, dass Ihr Körper während der Ausführung in einer Linie ist – vom Nacken bis zu den Knien.

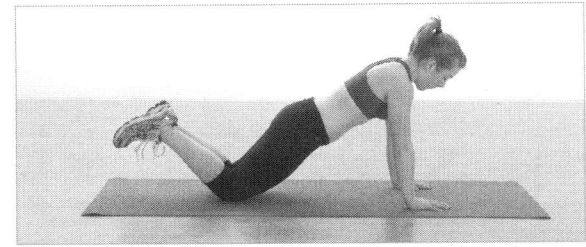

AUSGANGSPOSITION: Diesen Liegestütz führen Sie am besten auf einer Matte oder einem gefalteten Handtuch unter den Knien aus. Nehmen Sie den Vierfüßlerstand ein. Wandern Sie dann mit den Händen so weit nach vorn, dass Oberkörper und Oberschenkel eine Linie bilden und die Hände direkt unter den Schultern platziert sind.

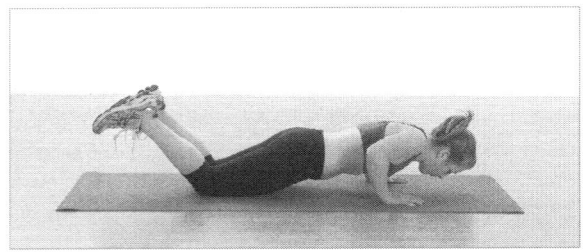

1 Beugen Sie nun die Ellenbogen und kommen Sie so tief, dass Ihre Brust nur noch wenige Zentimeter vom Boden entfernt ist. Ihr Körper bleibt in einer Linie. Halten Sie die Ellenbogen nah am Körper.

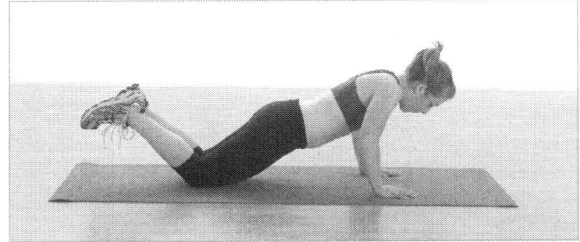

2 Drücken Sie sich aus den Armen heraus wieder nach oben. Die Bewegung sollte fließend und kontrolliert ausgeführt werden.

Kniender Liegestütz auf den Fäusten

Wenn Ihnen beim klassischen Liegestütz die Handgelenke schmerzen, können Sie ihn auf den Fäusten ausführen. Keine Sorge! Diese Variante ist nicht nur für die Hartgesottenen, denn es haben erstaunlich viele Menschen Probleme mit den Handgelenken beim Ausführen des klassischen Liegestützes. Wenn Sie aber die Hände zur Faust ballen, wird das Körpergewicht von den Knöcheln getragen – und das entlastet die Handgelenke.

Anmerkung: **Diese Liegestützvariante sollten Sie unbedingt auf einem weichen Untergrund, einem dicken Teppich, einer Gymnastikmatte oder einem gefalteten Handtuch, ausführen.**

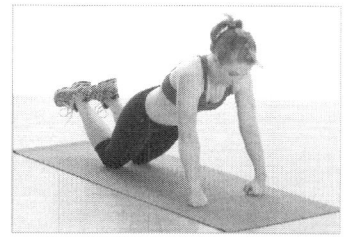

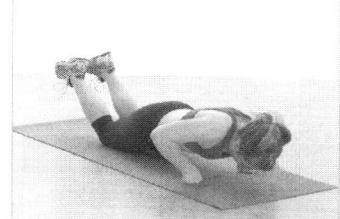

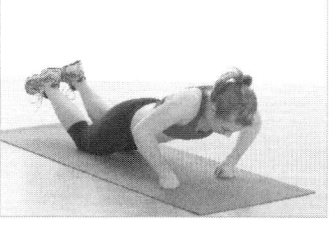

AUSGANGSPOSITION: Gehen Sie auf die Knie, ballen Sie die Hände zu Fäusten und stützen Sie sich mit den Knöcheln auf der Matte oder dem Handtuch ab. Die Hände befinden sich direkt unter den Schultern. Behalten Sie vom Nacken bis zu den Knien eine gerade Linie bei und spannen Sie die Bauchmuskeln an. Schieben Sie das Gesäß nicht nach oben, halten Sie den Rücken gerade.

1 Mit dem Einatmen senken Sie den Oberkörper so weit ab, bis die Ellenbogen einen 90-Grad-Winkel bilden und die Brust nur noch wenige Zentimeter vom Boden entfernt ist.

2 Mit dem Ausatmen drücken Sie sich aus den Armen heraus wieder nach oben. Stellen Sie sich vor, Sie wollten den Boden von sich wegdrücken. Die Kraft kommt vorwiegend aus Schultern und Brust. Die Bewegung sollte fließend und kontrolliert ausgeführt werden.

Liegestütztagebuch

Nutzen Sie dieses Tagebuch, um Ihren Trainingsfortschritt festzuhalten. Machen Sie aber zunächst einige Kopien von diesen Seiten, anstatt direkt ins Buch zu schreiben.

Die Push-up-Challenge

WOCHE	TAG	SATZ 1		SATZ 2		SATZ 3		SATZ 4		SATZ 5		SATZ 6		SATZ 7		SATZ 8		GESAMT	MAX.
		Z	E	Z	E	Z	E	Z	E	Z	E	Z	E	Z	E	Z	E		
1	Montag																		
	Mittwoch																		
	Freitag																		
GESAMT PRO WOCHE																			
2	Montag																		
	Mittwoch																		
	Freitag																		
GESAMT PRO WOCHE																			
3	Montag																		
	Mittwoch																		
	Freitag																		
GESAMT PRO WOCHE																			
4	Montag																		
	Mittwoch																		
	Freitag																		
GESAMT PRO WOCHE																			
5	Montag																		
	Mittwoch																		
	Freitag																		
GESAMT PRO WOCHE																			

Z = Ziel   E = Ergebnis

Die Push-up-Challenge

WOCHE	TAG	SATZ 1		SATZ 2		SATZ 3		SATZ 4		SATZ 5		SATZ 6		SATZ 7		SATZ 8		GESAMT	MAX.
		Z	E	Z	E	Z	E	Z	E	Z	E	Z	E	Z	E	Z	E		
6	Montag																		
	Mittwoch																		
	Freitag																		
GESAMT PRO WOCHE																			
7	Montag																		
	Mittwoch																		
	Freitag																		
GESAMT PRO WOCHE																			
8	Montag																		
	Mittwoch																		
	Freitag																		
GESAMT PRO WOCHE																			
9	Montag																		
	Mittwoch																		
	Freitag																		
GESAMT PRO WOCHE																			
10	Montag																		
	Mittwoch																		
	Freitag																		
GESAMT PRO WOCHE																			

Z = Ziel   E = Ergebnis

Vorbereitungsprogramm

WOCHE	TAG	SATZ 1		SATZ 2		SATZ 3		SATZ 4		SATZ 5		GESAMT
		Z	E	Z	E	Z	E	Z	E	Z	E	
1	Montag											
	Mittwoch											
	Freitag											
GESAMT PRO WOCHE												
2	Montag											
	Mittwoch											
	Freitag											
GESAMT PRO WOCHE												
3	Montag											
	Mittwoch											
	Freitag											
GESAMT PRO WOCHE												
4	Montag											
	Mittwoch											
	Freitag											
GESAMT PRO WOCHE												

Z = Ziel   E = Ergebnis

Dank

Ein Buch zu schreiben, dauert viel länger, als man glaubt, denn bis es zur Veröffentlichung kommt, sind noch zahlreiche weitere Menschen an dem ganzen Prozess beteiligt. Ich versuche mein Bestes, all jenen zu danken, die mich unterstützt haben. Mein besonderer Dank gilt Nick Denton-Brown, Lektor bei Ulysses Press, für seine Kontaktaufnahme und seine gute Führung in der Anfangsphase dieses Projekts. Ohne seine Ideen würde dieses Buch jetzt nicht existieren.

Mein Dank geht auch an Lily Chou, Lektorin für Fitnessbücher bei Ulysses Press, für die professionelle Umsetzung meines Traums in die Realität. Ihre stets positive Rückmeldung, ihre hervorragenden Vorschläge und ihr Erfahrungsschatz waren sehr wertvoll für mich.

Außerdem möchte ich den zahlreichen Online-Fitnessfreunden danken, die mir tolle Ratschläge gegeben und viele Vorschläge gemacht haben. Viele von ihnen verfügen über jahrelange Trainingspraxis.

Natürlich möchte ich mich bei all meinen Freunden, Kollegen und meiner Familie bedanken, die mich stets unterstützt und in meinem Tun bestärkt haben. Ich kann mich glücklich schätzen, dass ich von solch fantastischen Menschen umgeben bin.

Der wichtigsten Person in meinem Leben möchte ich zum Schluss danken: Vielen Dank, Ally, für deine Geduld, deine Unterstützung und deine Liebe und dafür, dass du mir die Möglichkeit gegeben hast, so viele neue Wege zu erforschen.

Über den Autor

STEVE SPEIRS wurde in Wales geboren und lebt heute an der Ostküste der USA. Er ist ein passionierter Läufer, Triathlet und Fitnessenthusiast. Seinen ersten Wettkampf hat er bereits in den frühen 1980er-Jahren bestritten. Seitdem ist er süchtig nach Sport und sucht ständig neue Herausforderungen. Pro Jahr nimmt er an etwa 30 Wettkämpfen teil und ist bereits mehr als 20 Marathons gelaufen. Beim Letzteren liegt seine persönliche Bestzeit bei 2:51 Stunden. Aber seine vermutlich größte Leistung war die Teilnahme am Ironman Lake Placid im Jahr 2004, den er in knapp zwölf Stunden schaffte. Speirs ist außerdem stolzer Sohn, Ehemann, Bruder und Vater. Dieses Buch ist seiner Familie gewidmet, die ihn immer unterstützt.

Register

A

B

D

E

F

G

H

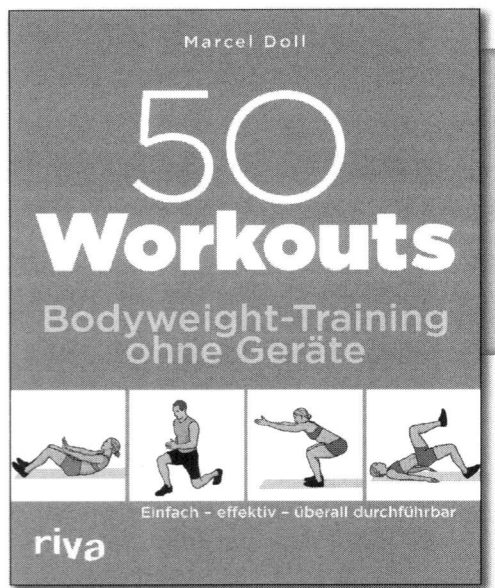

Marcel Doll

50 Workouts – Bodyweight-Training ohne Geräte

Einfach – effektiv – überall durchführbar

144 Seiten
Preis: 9,99 € (D) 10,30 € (A)
ISBN 978-3-7423-0172-7

Was braucht man, um schnell und effektiv zu trainieren, Muskeln aufzubauen und den ganzen Körper zu kräftigen? Nichts als sein eigenes Körpergewicht. Marcel Doll präsentiert in diesem Buch die 50 besten Bodyweight-Workouts und zeigt, wie einfach es ist, ohne zusätzliche Geräte fit zu werden oder zu bleiben. Ob definierte Arme, ein flacher Bauch, straffe Beine oder Ganzkörperworkouts – dieser Fitnessratgeber bietet eine breite Auswahl an unterschiedlichen Trainingsschwerpunkten. Die Workouts dauern zwischen 15 und 45 Minuten und sind mit Dauer und Trainingsplan übersichtlich dargestellt und komplett illustriert. Zudem sind alle Übungen in einem Extrakapitel nochmals ausführlich beschrieben. Mit diesen Workouts kann überall und jederzeit trainiert werden – egal, ob zu Hause, im Fitnessstudio oder im Freien.

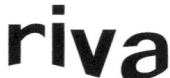

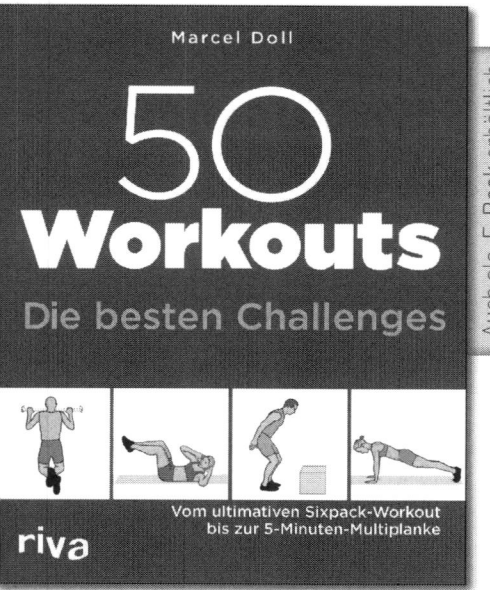

Marcel Doll

50 Workouts – Die besten Challenges

Vom ultimativen Sixpack-Workout bis zur 5-Minuten-Multiplanke

128 Seiten
Preis: 9,99 € (D) 10,30 € (A)
ISBN 978-3-7423-0297-7

Jeder Sportler sucht irgendwann eine neue Herausforderung und kann sich mit diesen 50 Challenges neue Trainingsziele setzen und seinen Wettkampfgeist schärfen. Ob mit der 5-Minuten-Multiplanke, dem Sixpack-Workout, HIT- und Tabata-Einheiten oder der Burpee-Challenge – es geht um Zeit, Ausdauer, Kraft, Schnelligkeit und maximale Wiederholungszahlen. Dabei können zusätzlich Trainingsgeräte wie Hanteln oder Miniband eingesetzt werden, die jeden Trainierenden an seine maximale Leistungsgrenze bringen. Die Challenges dauern zwischen 5 und 15 Minuten und können überall durchgeführt werden. Alle Workouts sind übersichtlich dargestellt und komplett illustriert und dank unterschiedlicher Schwierigkeitsgrade sowohl für Einsteiger als auch für Fortgeschrittene geeignet.
Zudem werden alle Übungen in einem Extrakapitel nochmals ausführlich beschrieben.
Mit den 50 besten Challenges kann sich jeder Trainierende neuen sportlichen Herausforderungen stellen, seine Fitness testen, sich mit anderen messen und den eigenen Fortschritt verfolgen.

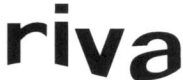

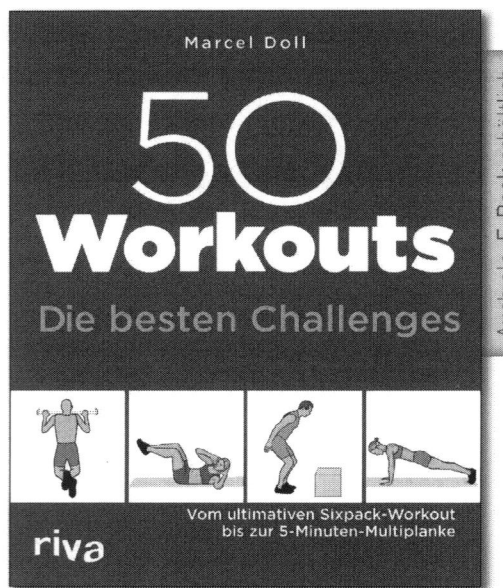

Marcel Doll

**50 Workouts –
Fit in 7 Minuten**

Einfach – effektiv –
hochintensiv

144 Seiten
Preis: 9,99 € (D) 10,30 € (A)
ISBN 978-3-7423-0173-4

Ein kurzes hochintensives Workout ist deutlich wirkungsvoller als langes Cardio- oder Krafttraining niedriger Intensität. Mit ein paar wenigen Geräten und nur 7 Minuten Zeit lässt sich bereits ein großer Trainingseffekt erzielen. Vom Bauch-Beine-Po-Training über Kettlebell-, Miniband- und Hantelübungen bis zu schnellen HIT- und Cardioworkouts bietet dieser Fitnessratgeber 50 schnelle Trainingseinheiten, die einfach in den Alltag integriert werden können. Dabei werden Kraft, Ausdauer oder Schnelligkeit trainiert – je nach Trainingsplan. Alle Workouts sind übersichtlich dargestellt und komplett illustriert und dank unterschiedlicher Schwierigkeitsgrade sowohl für Einsteiger als auch für Fortgeschrittene geeignet. Zudem werden alle Übungen in einem Extrakapitel nochmals ausführlich beschrieben.

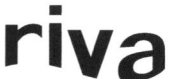

Der Weltbestseller jetzt farbig und komplett überarbeitet

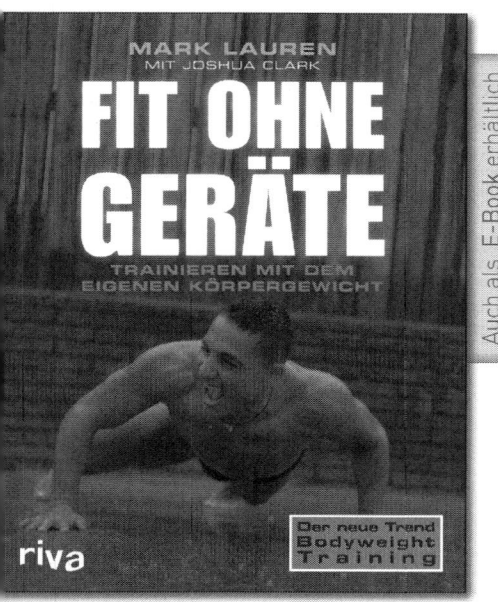

Auch als E-Book erhältlich

Mark Lauren,
Joshua Clark

Fit ohne Geräte

Trainieren mit dem eigenen
Körpergewicht – Neuausgabe: Der Weltbestseller komplett überarbeitet und in Farbe

272 Seiten
Preis: 19,99 € (D) 20,60 € (A)
ISBN 978-3-7423-0411-7

Mit seinem Weltbestseller *Fit ohne Geräte*, der in 12 Sprachen erschien und sich weltweit millionenfach verkaufte, wurde der ehemalige Militärausbilder Mark Lauren quasi über Nacht zu einer Fitnessikone.

Mehrere Jahre lang hatte der in Deutschland geborene Fitnessprofi amerikanische Elitesoldaten auf ihren Einsatz bei Special Operations vorbereitet. Dabei hat er ein extrem effizientes Trainingskonzept entwickelt, das nur das eigene Körpergewicht als Widerstand nutzt. Die Übungen sind auf kleinstem Raum durchführbar und erfordern ein Minimum an Zeit: Viermal pro Woche 30 Minuten hochintensiv trainieren genügt, um in Rekordzeit schlank, stark und topfit zu werden.

Dieses Trainingskonzept erwies sich als perfekt für die heutige Zeit und hat einen riesigen weltweiten Trend ausgelöst: das Bodyweight-Training. Ob zu Hause, in einem Hotelzimmer oder im Büro – trainieren kann man überall. Ohne Geräte. Ohne Mitgliedschaft in einem Fitnessstudio. Auch Vorbereitungszeit ist nicht nötig, dieses Buch genügt. Die Bibel des Bodyweight-Trainings erscheint nun in überarbeiteter Neuausgabe – in Farbe, mit völlig neuen Fotos, überarbeitetem Text und Layout.

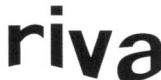

Die DVD zum Buch

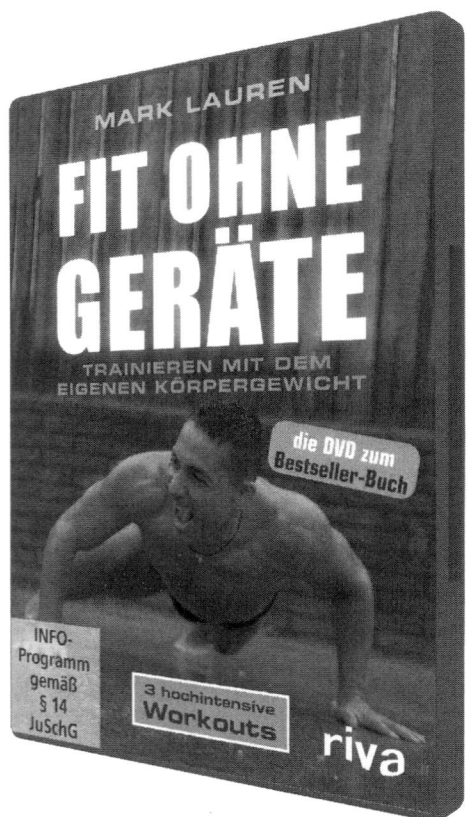

Mark Lauren

Fit ohne Geräte
Trainieren mit dem
eigenen Körpergewicht

Auf dieser DVD präsentiert der Autor Mark Lauren drei hoch intensive Bodyweight-Workouts mit vielen verschiedenen Übungen. Die Trainingseinheiten dauern um die 30 Minuten und sind nach der Intervallmethode aufgebaut, sodass Kraft und Ausdauer gleichzeitig trainiert werden. Viele Übungen lassen sich durch integrierte Varianten an das eigene Fitnesslevel anpassen.

Ob Einsteiger oder Profi, zu Hause oder unterwegs – diese DVD ermöglicht es allen Anhängern des gerätefreien Trainings, mit dem Bodyweight-Experten und Bestsellerautor Mark Lauren zu trainieren.

DVD
75 Minuten
Preis: 16,99 €
ISBN 978-3-86883-241-9

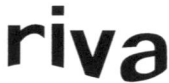

Bodyweight-Training speziell für Frauen

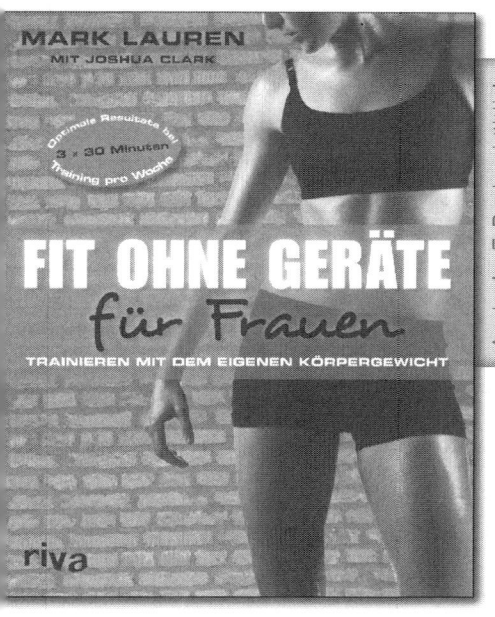

Mark Lauren
Joshua Clark
**Fit ohne Geräte
für Frauen**
Trainieren mit dem
eigenen Körpergewicht

176 Seiten
Preis: 16,99 €
ISBN 978-3-86883-250-1

Für sein neues Buch hat der Autor sein Konzept des Bodyweight-Trainings an die besonderen Bedürfnisse und Trainingsziele von Frauen angepasst. Im Unterschied zu den Männern wünschen sie sich meist keine großen Muskeln, sondern straffe Arme, schlanke Schenkel und einen flachen Bauch. Mit Laurens Workouts lässt sich all das schnell und einfach erreichen: Drei- bis viermal pro Woche 30 Minuten trainieren genügt, um in Rekordzeit schlank, stark und topfit zu werden.

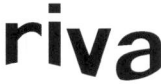

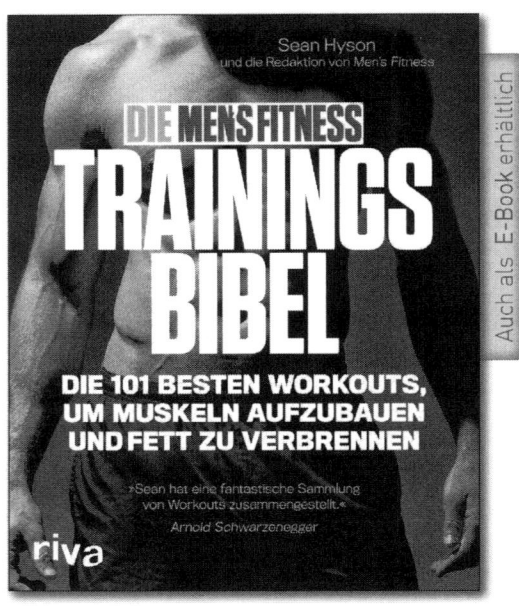

Sean Hyson, Redaktion
von *Men's Fitness*

Die Men's Fitness Trainingsbibel

Die 101 besten Workouts,
um Muskeln aufzubauen
und Fett zu verbrennen

368 Seiten
Preis: 19,99 € (D) 20,60 € (A)
ISBN 978-3-7423-0030-0

Keine Zeit, keine Ausrüstung, keine Lust? Die *Men's Fitness Trainingsbibel* lässt faulen Ausreden keine Chance! Denn egal ob Sie Profiathlet oder Sportanfänger sind, ob Sie im Fitnessstudio oder zu Hause mit dem eigenen Körpergewicht trainieren – die insgesamt 101 Workouts, die von weltweit führenden Experten für dieses Buch zusammengestellt wurden, bringen Sie nicht nur voran, sondern sorgen auch für reichlich Abwechslung und Spaß.

Die *Men's Fitness Trainingsbibel* bietet Ihnen neben muskel- und kraftaufbauenden Ganzkörperworkouts, Workouts für einzelne Körperzonen und Trainingspläne zu den verschiedensten Geräten – wie z. B. Kettlebells, Widerstandsbändern, TRX oder Hanteln – auchAusdauerpläne für maximale Fettverbrennung. Die Workouts sind dabei so effektiv, dass sie in nur 8 Minuten so viel bewirken wie andere Trainings in 80 Minuten. Zusätzlich liefert Ihnen dieses Buch einen wissenschaftlich fundierten Ernährungsplan, der Sie effektiv dabei unterstützen wird, optimal Muskeln aufzubauen und Fett zu verbrennen.

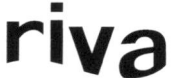

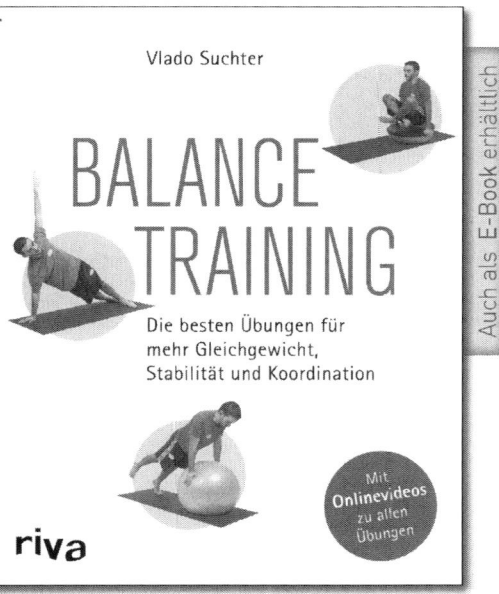

Auch als E-Book erhältlich

Vlado Šuchter

Balancetraining

Die besten Übungen für
mehr Gleichgewicht,
Stabilität und Koordination

192 Seiten
Preis: 19,99 € (D) 20,60 € (A)
ISBN 978-3-7423-0035-5

Die Balance halten zu können ist eine wichtige körperliche Fähigkeit, deren Fehlen uns oft erst bei Verletzungen oder im Alter schmerzlich bewusst wird. Gleichgewichtstraining sollte daher ein selbstverständlicher Teil jedes Fitnessprogramms sein, denn wenn wir unsere Balance nicht regelmäßig trainieren, verlieren wir sie. Vlado Šuchter ist Sportwissenschaftler und Fitnesstrainer. In den vergangenen Jahren hat er eine Vielzahl von Klienten, darunter viele Leistungs- und Hobbysportler verschiedenster Sportarten, trainiert. Dabei machte er immer wieder die Erfahrung, dass sich Balanceübungen enorm positiv auf den Gesundheitszustand und die sportliche Leistung auswirkten. Muskeln, Sehnen, Gelenke wurden kräftiger und Schmerzen verschwanden.

In diesem Buch versammelt Vlado Šuchter seine rund 100 besten Übungen, die Balance zu fördern. Viele können ohne Geräte, nur mit dem eigenen Körpergewicht durchgeführt werden. Bei anderen werden wacklige Unterlagen wie ein Pilatesball, eine Pilatesrolle, ein BOSU oder eine Kombination von mehreren Geräten eingesetzt. Jede Übung wird ausführlich in Einzelschritten beschrieben, in farbigen Bildern gezeigt und lässt sich über einen integrierten QR-Code online als Video abrufen.

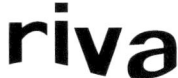

Printed in Poland
by Amazon Fulfillment
Poland Sp. z o.o., Wrocław

91493663R00092